Kutzner

Motivations-Coach

Die Lust am Sport entdecken

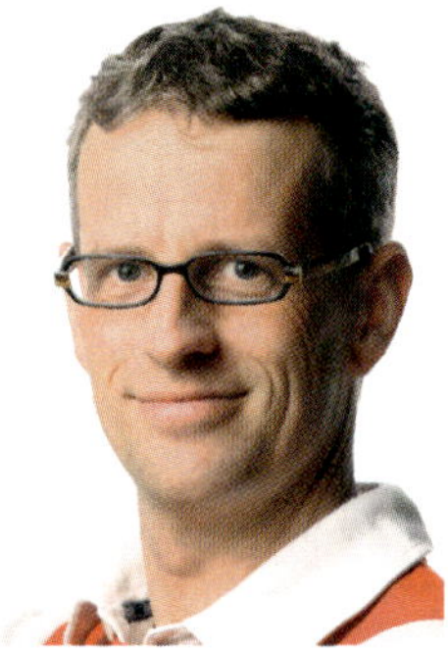

Michael Kutzner ist Diplomsportlehrer und arbeitet als Autor und Personal Trainer. Als Experte für Fitness und Motivation ist er nicht nur für Zeitschriften, Funk und Fernsehen tätig, sondern er gibt sein Wissen auch in Seminaren, Vorträgen und als Berater für internationale Unternehmen weiter. Der Marathonläufer verbindet die Erkenntnisse der Wissenschaft mit praktischen Erfahrungen. Im ständigen Kontakt mit Menschen, die ihre Lebensqualität durch Sport und Bewegung verbessern wollen, entwickelt er zielgerichtete Fitness-Programme.

Erleben Sie Bewegung als Motivations- und Erfolgsfaktor. Michael Kutzner vermittelt Ihnen und auch Ihren Mitarbeitern ein positives Lebensgefühl. Die neu gewonnenen Energiepotenziale bereiten alle Teilnehmer auf die Herausforderungen der Zukunft vor.

Informationen zu Seminaren, Vorträgen, privaten Fitness-Trainings und Marathonvorbereitung unter:

Michael Kutzner
Personal Fitness
Wildengrundweg 2
D-76547 Sinzheim
Tel. 07221 987950
E-Mail: info@michael-kutzner.de
Homepage: www.michael-kutzner.de

Michael Kutzner

Motivations-Coach
Die Lust am Sport entdecken

- Das Erfolgskonzept: So setzen Sie Ihre Pläne in die Tat um
- Mentale und emotionale Strategien der Profis nutzen
- Dabeibleiben – sich gut fühlen – nie wieder aufgeben!

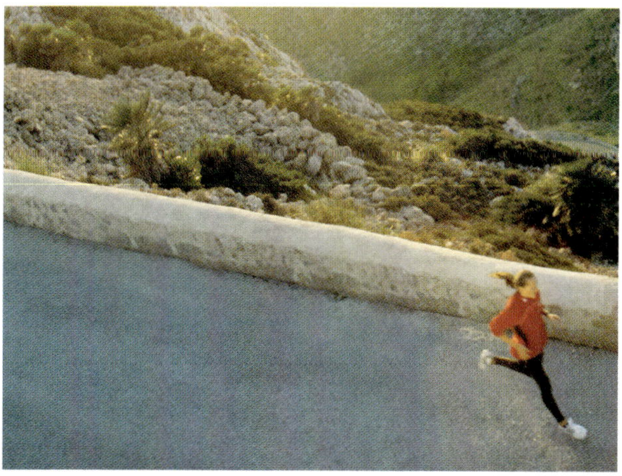

Haug

Inhalt

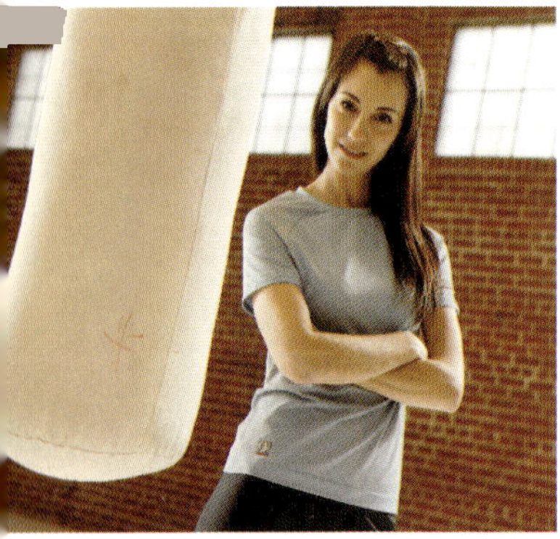

„Wie fit sind Sie eigentlich?“ Finden Sie’s raus ab **Seite 9**

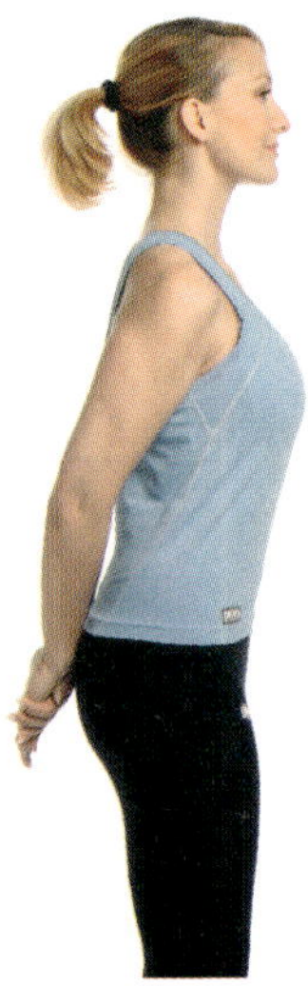

„Aufrecht durch’s Leben!“ Die Technik dazu auf **Seite 30**

KONKRETE UMSETZUNG

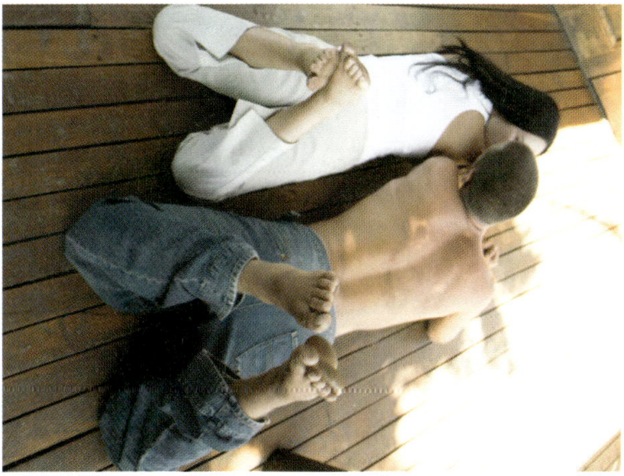

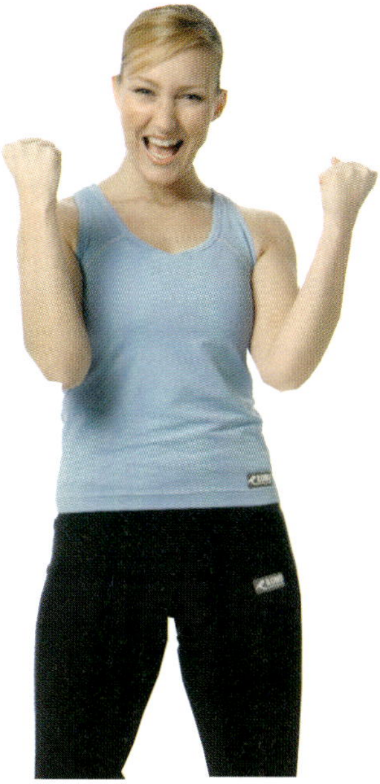

„Die Power-Pose" für Energie und Selbstbewusstsein. **Seite 63**

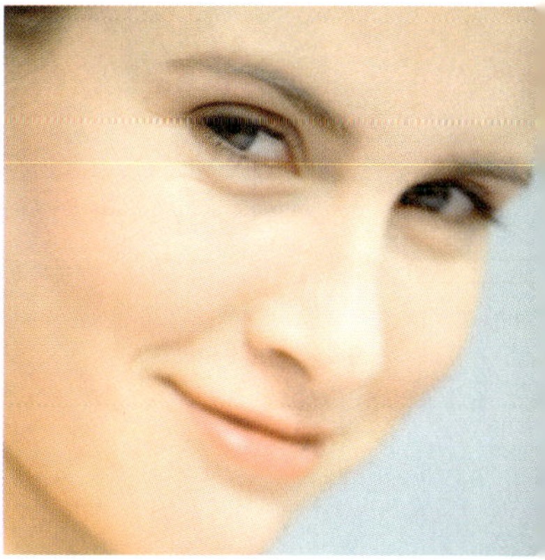

„Charisma" kommt von innen. **Seite 131**

Liebe Leserin, lieber Leser!

Sicher haben Sie auch schon manchmal gedacht, dass es mit Ihnen so nicht mehr weitergehen kann. Das Leben scheint Ihnen zu entgleiten, Sie haben das Gefühl, die Kontrolle über Ihr Lebensglück zu verlieren. Früher oder später werden Sie dann vielleicht am Sinn des Lebens zweifeln. So weit sollten Sie es nicht kommen lassen. Dafür muss kein Wunder geschehen, und Sie müssen auch nicht im Lotto gewinnen. Etwas mehr Zuversicht in die eigene Zukunft und ein besseres Lebensgefühl täten Ihnen schon gut.

Klar, mehr Bewegung und Sport wünschen Sie sich schon lange, aber an der Umsetzung hapert es. Sie wollen kein Weltmeister werden, nur ein bisschen regelmäßiger und zuverlässiger sollte Ihr Bewegungsprogramm schon sein. Sind Sie es leid, am ersten Januar immer neue Vorsätze zu formulieren und am Ende des Jahres resigniert zu erkennen, dass Sie fast nichts davon in die Tat umgesetzt haben?

Irgendwann werden Sie nicht mehr an sich selbst glauben können, Ihr Selbstvertrauen verwandelt sich in ein Gefühl, das man dann wohl eher als Selbstmisstrauen bezeichnen könnte. Versuchen Sie, loyal zu sich selbst und zu Ihren Zielen zu sein. Nur dann werden Sie verstehen, warum Sie eben gerade so reagieren und nicht anders. Machen Sie sich bewusst, was Sie von den Menschen unterscheidet, die scheinbar mühelos ihre Ziele erreichen.

Immer mehr Menschen suchen nach neuen Wegen, dem Stress zu begegnen. Sie sehnen sich nach einem glücklichen und erfüllten Leben. Mein Weg über Bewegung und Sport hat sich in der Praxis als sehr tauglich erwiesen. Gehen Sie ihn mit, diesen Lehrpfad der Bewegung. Es lohnt sich!

In diesem Buch finden Sie wissenschaftlich fundierte Antworten auf Ihre Fragen zu den Themen Bewegung und Motivation sowie zu weiteren interessanten Aspekten menschlicher Verhaltensweisen. Sie erleben, dass Motivation planbar und in höchstem Maße beeinflussbar ist. Sie ist das logische Ergebnis von motivationsfördernden inneren Einstellungen, Überzeugungen und vollbrachten Taten.

Ich biete Ihnen die Hilfestellung zu einer nachweislich praktikablen Lösung Ihrer Motivationsprobleme. Denn Training ist eine Eigenleistung, die nicht delegiert werden kann. Stärken Sie Ihr natürliches Bedürfnis, Einfluss auf sich selbst und Ihr Wohlbefinden zu nehmen.

Tief in Ihrem Inneren wissen Sie, dass Ihnen Sport und Bewegung sehr gut tun. Das Buch vermittelt Ihnen einen Eindruck von der Arbeitsweise Ihres besten Freundes oder ärgsten Feindes – Ihres eigenen Gehirns. Mit diesem neuen Wissen werden Sie Ihr wichtigstes Erfahrungsorgan besser kennen lernen und für Ihre Zukunft die richtigen Entscheidungen treffen. Die Welt dreht sich so schnell, dass es erholsam ist, bei sich selbst anzukommen. Mit Bewegung und Sport werden Sie eine Quelle des Glücks finden, die es ein Leben lang zu erhalten lohnt.

Nach Ihrem Bewegungsexperiment wird sich vieles ändern: Sie sind motiviert und glücklich auch in ansonsten schlechten Zeiten. Ich zeige Ihnen, wie Sie sich motivieren können, denn dazu sind allein Sie in der Lage. Nur wenn Sie das zulassen und die Tipps annehmen, wird es Ihnen gelingen, Ihre sportlichen Ziele zu erreichen.

Viel Erfolg und ein erfülltes Leben wünscht

Michael Kutzner

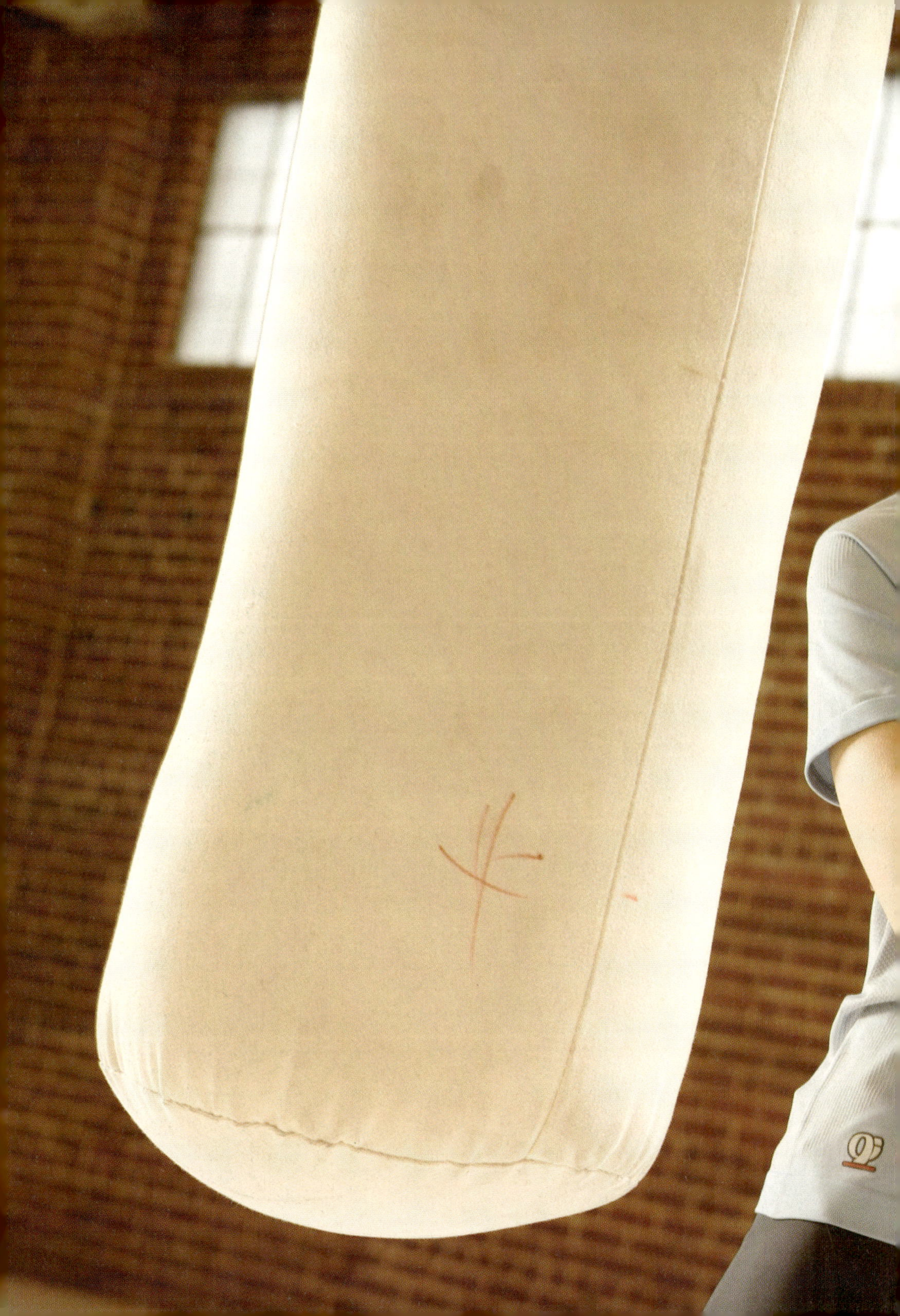

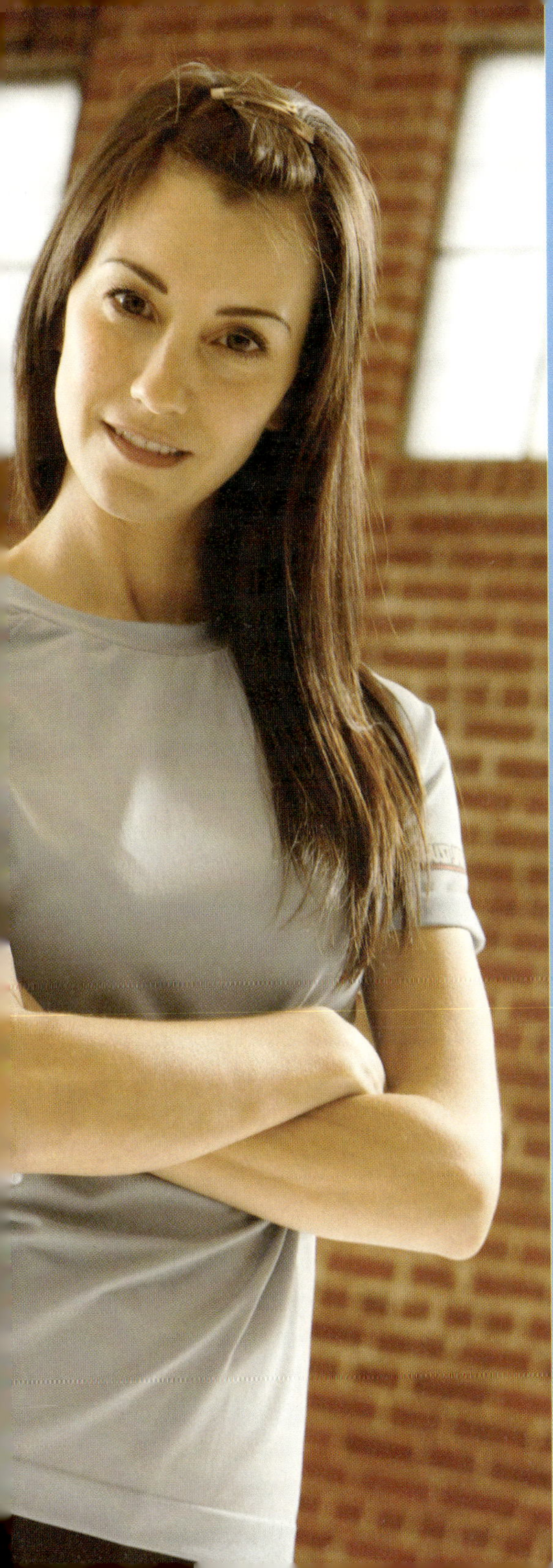

DER STATUS QUO

Wenn Sie körperliche Bewegung als Medizin für Körper und Seele nutzen möchten, sollten Sie vorab Ihren gegenwärtigen Zustand in puncto Bewegung kennen.

Sie ahnen vielleicht, dass auch Ihre Lebenseinstellung Sie manchmal geradezu in Ihrem Elan ausbremst. Einige Freunde und Bekannte haben es geschafft, sich regelmäßig körperlich zu bewegen, und fühlen sich augenscheinlich sehr gut dabei. Warum sollte Ihnen das nicht auch gelingen?

Analyse der Situation

Es ist jedes Jahr dasselbe Dilemma: Am 31. Dezember sind Sie sich noch sicher, dass Ihr Wunsch, sich mehr zu bewegen und Sport zu treiben, im neuen Jahr in Erfüllung gehen wird. Sie nehmen das kostenlose Probetraining in einem Fitness-Center wahr und lassen sich vom Trainer überzeugen, für vier Wochen zum Sondertarif zu trainieren. Nach fünf bis sechs erfolgreichen Trainingsabenden müssen Sie jedoch in der Firma mehr Überstunden machen, und auch der anstehende Karneval sowie die Geburtstagsfeier der Oma fordern ihren Preis. Das Training muss für drei Wochen komplett ausfallen. Eigentlich sehen Sie im Spiegel und auf Ihrer Personenwaage keinen Unterschied zu vorher. Zudem will der Fitness-Club Sie zu einer Jahresmitgliedschaft drängen. Das ist der Punkt, an dem Sie sich sagen: „Nein, Fitness-Training passt nicht zu mir!" Wenn draußen das Wetter besser wird, wollen Sie mit der Gesundheitssportart Nordic Walking anfangen. Jetzt haben Sie schon so lange gewartet, da kommt es ganz sicher nicht auf weitere sechs Wochen an ...

In Ihrer Zukunft liegt die Chance

Sie können sich wahrscheinlich denken, wie diese „Sportgeschichte" ausgehen wird. Neben den mehr oder weniger langen Schwimmeinheiten am Baggersee (die meisten schwimmen nicht länger als fünf bis sieben Minuten am Stück) und der Fahrradtour am 1. Mai kommen übers Jahr kaum noch erwähnenswerte Trainingstage hinzu. Vielleicht kennen Sie eine ähnliche Situation, vielleicht gelingt es Ihnen sogar, über sechs bis acht Wochen an Ihrer Sportart dranzubleiben und regelmäßiger zu trainieren. Doch im Großen und Ganzen könnte man Sie zu den „Ab-und-zu-Sportlern" rechnen, die zwar wissen, dass Bewegung ihnen gut tut, sich aber trotzdem von irgendetwas abhalten lassen, dieses Wissen auch in sportliche Betätigung umzusetzen.

Sogar Leistungssportler müssen im Selbstversuch auf Basis der Versuch-und-Irrtum-Methode ihre Grenzen immer wieder neu austesten. Sollen die Energie und die Zeit, die Sie in die Entwicklung Ihres „Bewegungsprojektes" investiert haben, etwa verloren sein?

Tipp

Versuch macht klug

Fehlgeschlagene Versuche sind nie umsonst. Sie wissen danach mit großer Sicherheit, wie es nicht geht, was kontraproduktiv ist. So wie ein Lebensmittelallergiker essen muss, um auszuprobieren, was ihm bekommt oder nicht, so muss man seine ganz persönliche Bewegungs- und Motivationsstrategie entwickeln. Jeder abgebrochene Versuch hat Sie Ihrem individuellen Bewegungsprogramm ein Stück näher gebracht.

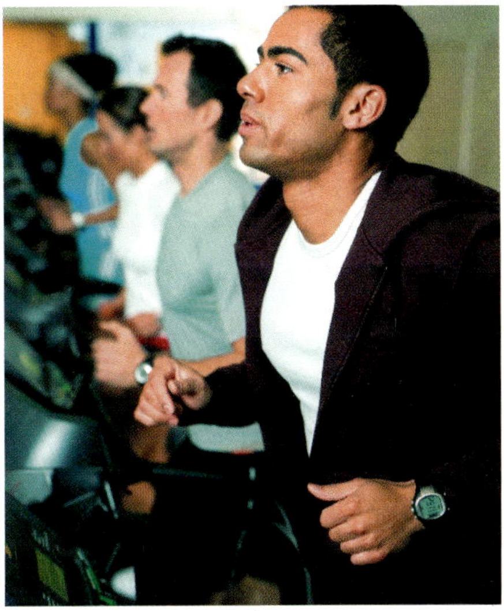

▲ Selbst ambitionierte Sportler müssen ihre Grenzen immer wieder austesten.

Nutzen Sie Ihr erworbenes Wissen und starten Sie einen neuen Versuch, dieses Mal jedoch unter besseren Vorzeichen und mit einer guten, weil erfolgserprobten Strategie. Geben Sie alte Träume und Ziele, die sich als unrealistisch erwiesen haben, zugunsten realistischer und motivierender Ziele auf. Die Vergangenheit kann nicht mehr verändert werden, in Ihrer Zukunft liegt die Chance!

Nur wenn Sie Ihre Vergangenheit akzeptieren, nur dann ist der Weg offen für einen neuen Versuch. Die schlechten Gefühle wie Ärger, Scham, Hoffnungslosigkeit und Angst, die Sie mit Bewegung verbinden, ziehen Sie in entscheidenden schwachen Perioden, die unweigerlich auch kommen werden, herunter. Werfen Sie den Ballast der Vergangenheit über Bord, denn jeder Anfang sollte mit einem guten Ende beginnen. Warum nicht regelmäßig zweimal pro Woche trainieren und Körper und Geist Gutes tun? Welche Kraft hält uns im Sessel, obwohl wir uns eigentlich bewegen wollen? Welche Kraft nimmt uns den Elan und die Motivation? Nun, ich bin kein Hellseher, wenn wir aber Ihre inneren Überzeugungen und Ihr äußeres Umfeld genau analysieren, werden wir mit Sicherheit die eine oder andere Antwort auf diese Frage finden.

Neue Belastungssituation

Stressproduzent Arbeitsplatz Im Gegensatz zu früheren Zeiten, in denen körperliche Beanspruchungen die Arbeit bestimmt haben, treten heute seelische Belastungsfaktoren in den Vordergrund. Mobbing, Zeit- beziehungsweise Leistungsdruck und die Angst, den Arbeitsplatz zu verlieren, sind nur einige der psychischen Faktoren, die die Belastungen der heutigen Arbeitswelt bestimmen. Daraus resultiert oft jahrelanger Stress, der wiederum zu körperlichen Zusammenbrüchen mit anschließenden starken Depressionen führen kann. Nicht wenige Mediziner wie beispielsweise Joachim Bauer sind der Meinung, dass auch das Burn-out-Syndrom in den meisten Fällen seine Ursachen im sozialen Bereich hat.

Sport und Bewegung sind ein hervorragendes Instrument, mentale Fähigkeiten wie Gelassenheit, Selbstdisziplin und Konzentrationsfähigkeit weiterzuentwickeln. Mit einer Verschärfung der beruflichen Anforderungen sollte sich die mentale Leistungsfähigkeit steigern, damit Sie den neuen Belastungen in Zukunft sicherer begegnen können.

Pflegen Sie Ihre „Stresspuffer" Derjenige, der seine ganze Zeit und Energie dem Beruf opfert, wird über kurz oder lang körperliche und psychische Schwierigkeiten bekommen. Mit einer gleichzeitigen Vernachlässigung von Bewegung und sozialen Kontakten fallen zudem wichtige Stress- und Problempuffer weg. Das heißt nicht, dass Sportler keine Probleme hätten. Die sozialen Kontakte in einem Verein, einer Sportgruppe oder mit einem Sportpartner bieten jedoch die Möglichkeit, während des Sports das eine oder andere Problem zu lösen, die eine oder andere Frage zu besprechen.

Nutzen Sie die mentale Kraft und Energie, die Ihnen ein Gesundheits- und Fitness-Training beschert. Mit der rich-

Mein Tipp

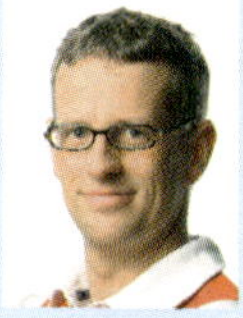

Auch wer bis jetzt relativ gut mit den psychischen Anforderungen zurechtgekommen ist, sollte sich körperlich und geistig fit halten. Nicht nur, um für zukünftige berufliche Belastungen gerüstet zu sein, sondern auch, um darüber hinaus genügend Energie und Interesse für Familie und Freunde zu haben. Wie im medizinischen Bereich gilt hier: Vorbeugen ist wesentlich besser als heilen!

Info

Vor allem im Ausdauersport, etwa während des Walkings oder Radfahrens, tauschen sich viele Menschen aus und kommen so „en passant" zu neuen Ansichten und Lösungen. Gute zwischenmenschliche Beziehungen sind ein ideales Netz, um Probleme und Konflikte aufzufangen.

tigen Wahrnehmung und sinnvollen inneren Überzeugungen werden Sie sich in Zukunft flexibler verhalten können. Sie werden auf die neuen psychischen Anforderungen der Berufswelt angemessen reagieren können und selbst mit Problemen und scheinbaren Sackgassen fertig werden.

Schaffen Sie Harmonie

Nicht nur für die Erbringung exzellenter Leistungen, sondern auch um den inneren Schweinehund überlisten zu können, müssen sich drei Systeme in Harmonie befinden: der Körper, der Geist und das Umfeld.

Lassen Sie mich das an einem Beispiel veranschaulichen: Sie haben sich vorgenommen, um 18 Uhr laufen zu gehen. Wenn Sie sich darauf freuen, vorher etwas gegessen haben und Ihre Sportsachen bereits am Morgen gepackt haben, werden Sie tatsächlich laufen gehen. Sind Sie geistig müde und abgeschlafft, haben großen Hunger und müssen erst noch Ihre Sachen zusammensuchen, laufen Sie garantiert nicht mehr. Wer sich Müdigkeit einredet, ist müde, wer Hunger hat, muss dieses grundlegende Bedürfnis zuerst befriedigen. Mit einem leeren Benzintank wird auch das beste Auto nicht in Bewegung zu bringen sein, aber mit einem vollen Magen zu trainieren, ist nicht nur physisch schwierig, sondern auch biologisch schlecht. So

Gut zu wissen

Sehnsucht nach Sicherheit

Die Welt dreht sich immer schneller. Und immer mehr Menschen haben das Gefühl, richtungs-, ziel- und haltlos dahinzutreiben. Die Angst um die Zukunft, um den sicheren Arbeitsplatz und um beständige zwischenmenschliche Beziehungen bestimmt zunehmend die Gefühlswelt vieler Mitmenschen. Was kann man dagegen tun?

Entdecken Sie sich selbst!

Suchen Sie sich einen Ruhepol, einen Anker, der Ihrem Leben wieder mehr Halt gibt. Entdecken Sie den Menschen neu, mit dem Sie die meiste Zeit Ihres Lebens verbringen, einen selbstbewussten, Ihnen treu ergebenen Menschen, der Ihnen nur das Beste wünscht. Entdecken Sie sich selbst!

Menschen sind auf Verlässlichkeit und vor allem auf Entwicklung angewiesen. Trotzdem gibt es sehr viele Menschen, die Liebesbeziehungen und Freundschaften einfach abbrechen und Hobbys aufgeben.

Bessere Aussichten, ein gelungenes Leben zu führen, haben so genannte Finisher, Menschen, die an Dingen dranbleiben, die mit ihren Schwierigkeiten umgehen können und nicht gleich wegrennen oder sich von anderen trennen. Diese Nachhaltigkeit vermittelt ihnen nämlich ein Gefühl der Konstanz, des Gewohnten und Bekannten.

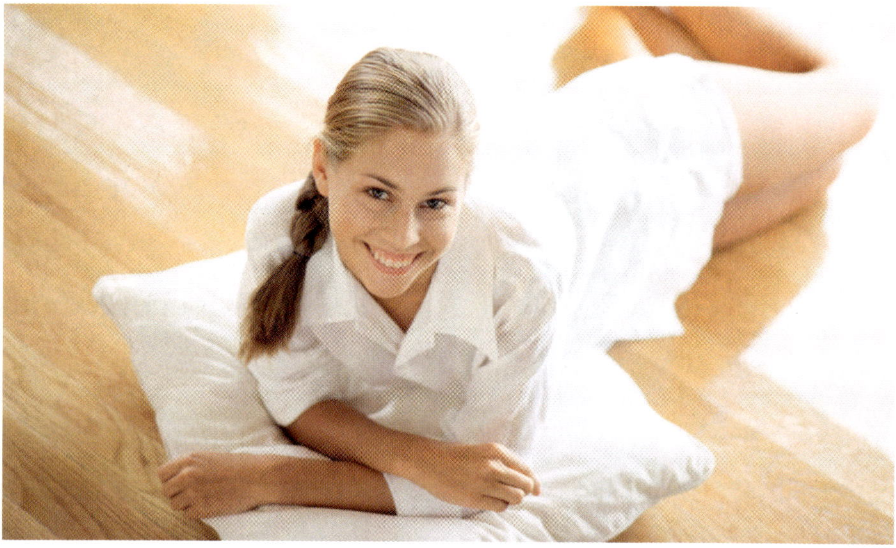

▲ Bewahren Sie sich Ihre Gelassenheit, entspannen Sie sich hin und wieder, und Sie werden spüren, wie sich viele Situationen entschärfen.

bauen Sie große Barrieren auf, die erst einmal wieder aus dem Weg geräumt werden müssen.

Info

Warum nicht mit vollem Magen trainieren?

Nach dem Essen wird das Blut, das sonst der arbeitenden Muskulatur zur Verfügung steht, für die Verdauungsleistung benötigt. Es kann also nicht mehr in dem Maße Sauerstoff und Nährstoffe zu den Muskeln transportieren, wie es für eine sportliche Leistung notwendig wäre. Die unweigerliche Folge: Ihr Training floppt.

Wollen Sie aus einer Handlung eine Gewohnheit machen, gilt es, Barrieren zu minimieren, denn viele kleine Hindernisse sind der Tod jeder Motivation.

Gelassenheit macht glücklich Eine gute Lebensstrategie kann ich Ihnen jetzt schon ans Herz legen: Behalten Sie jede erfolgreiche Strategie bei, aber ändern Sie die erfolglosen. Denn es hat entweder an Ihren inneren Überzeugungen, am Umfeld oder an beidem gelegen, dass Sie ständig aus Ihrem „Bewegungsrhythmus“ gekommen sind.

Alles im Leben findet in einem bestimmten Kontext statt. Folgende Geschichte soll das verdeutlichen: Sie

Gut zu wissen

Sport-Basics

Gerade erfolgreiche Menschen können es häufig nicht akzeptieren, dass sie ihr Ausdauertraining nicht mit dem sportlichen Joggen, sondern mit der gelenkschonenderen Variante des Walking bzw. Nordic Walking durchführen sollten.

Besonders zu Beginn, wenn das Herz-Kreislauf-System untrainiert und die Muskulatur nicht angepasst ist, muss moderat und mit niedriger Herzfrequenz und geringer Belastung der Gelenke trainiert werden. Alles andere endet in Überforderung und Unlust.

Die richtige Einstellung

Überzeugungen wie „sonst leiste ich auch mehr als die anderen" spielen hier eher eine negative Hauptrolle. Motivations- und trainingsfördernd hingegen ist die Einsicht, dass man auf diesem Gebiet ein Einsteiger oder Wiedereinsteiger ist. Begreifen Sie sich als Auszubildenden in diesem Metier.

Bauen Sie langsam auf

Beginnen Sie mit leichten Aufgaben, die Sie erfolgreich erledigen können und die Ihrer momentanen Leistungsfähigkeit entsprechen. Diese Herangehensweise wird Ihr sportliches Handeln so unterstützen, dass Sie schließlich bei Ihrem Sport die Ausdauer auf gesundheitsfördernde Weise entwickeln können.

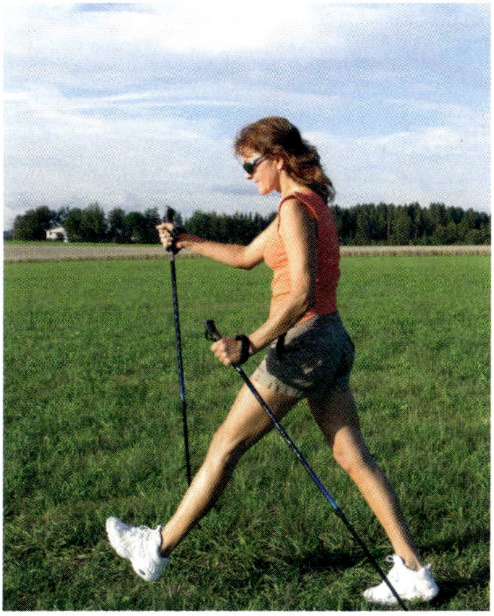

▲ Nordic Walking ist eine ausgesprochen gute Sportart für den Trainingseinstieg.

befinden sich in einem Supermarkt und fahren mit Ihrem Einkaufswagen die Gänge ab. In einem ist es sehr eng, und eine Frau versperrt mit ihrem Wagen den Gang. Sie bitten sie höflich, ihn beiseite zu fahren. Nichts geschieht. Sie wiederholen Ihre Bitte schon etwas lauter. Nichts regt sich vor Ihnen, die Frau reagiert nicht auf Ihre Bitte. Jetzt platzt Ihnen innerlich der Kragen: „Was denkt die sich, mich einfach zu ignorieren, mir den Rücken zuzukehren? Die Menschen werden heute immer unfreundlicher, alles Egoisten!" Sie wollen die Frau gerade anbrüllen und grob zur Seite drängen, als Sie bemerken, dass diese mittels Zeichensprache mit einer anderen Person kommuniziert. Die Frau ist taubstumm. In diesem Moment macht sie Ihnen Platz, Sie fahren an ihr vorbei und bekommen von der Dame ein freundliches Lächeln geschenkt. Ihr Ärger und Ihre Wut verwandeln sich in Scham. Sie fragen sich, wie oft so eine Situation mit einer tatsächlich groben Geste endet und wie sich die Frau dabei wohl fühlen mag. Noch völlig betroffen gehen Sie zur Kasse. Sie geben sich selbst das Versprechen, in einer vergleichbaren Situation in Zukunft gelassener zu reagieren.

Dieses Beispiel veranschaulicht zwei Aspekte: Der äußere Rahmen kann eine Reaktion auf unterschiedliche Weise beeinflussen und unsere Psyche kann äußerst flexibel auf angeblich objektive Situationen reagieren. Ist es Ihnen bis jetzt nicht gelungen, sich an Sport und körperlicher Bewegung zu erfreuen, heißt das noch lange nicht, dass das auch in Zukunft so sein muss. Möglicherweise war Ihr „Bewegungsumfeld" dem nicht förderlich, provozierte die

Mein Tipp

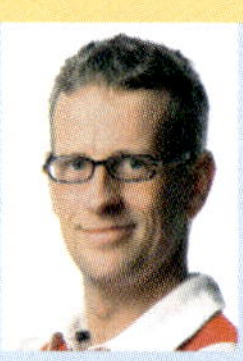

Wenn Sie Kinder haben, sollten Sie das, was Sie Ihren Kindern für die Zukunft wünschen, intensiv vorleben. Sie sind das Vorbild. Sie geben den Rhythmus vor, nach dem sich Ihr Nachwuchs später einmal richten wird.

falschen Empfindungen. Mit dem richtigen Umfeld kann aus Langeweile und Angst Freude und Zufriedenheit werden. So wie viele Menschen das natürliche Geschmacksempfinden für gesunde, naturbelassene Lebensmittel verloren haben, so ist auch vielen der natürliche Bewegungsdrang abhanden gekommen. Und die meisten Menschen wissen auch, dass mit ihrem Bewegungsverhalten etwas nicht stimmt.

Wenn Sie Ihr „Sportklima" analysieren und daraus die richtigen Schlüsse ziehen, wird es Ihnen in Zukunft wesentlich leichter fallen, sich lange für eine Sportart zu motivieren. Es gilt vor allem, die Hindernisse auszuschalten. Da Ihre Vergangenheit in Ihrem Gehirn fein säuberlich abgespeichert wird, ist es sinnvoll, diese Erfahrungswerte zu erkennen und gegen neue positive Erfahrungen auszutauschen.

- Es geht hier nicht um Gehirnwäsche, nicht darum, aus Schwarz Weiß zu machen. Es geht darum, die für Sie störenden oder problematischen Einstellungen zu verstehen und Frieden mit der Vergangenheit zu schließen.

Der Einfluss eines langweiligen und emotionslosen Sportunterrichts darf sich doch nicht noch 20 Jahre später negativ auf Ihre Gesundheit auswirken! Wie lange eine schlechte Vergangenheit Ihr Leben beeinflusst, entscheiden

Gut zu wissen

Nutzen Sie Ihr Potenzial

Die meisten Menschen unterscheiden sich weniger in Anlagen und Möglichkeiten als darin, was sie daraus machen. Jeder hat genügend Erfahrungen, Kräfte und Fähigkeiten, um ein erfolgreiches und schönes Leben zu führen. Viele aber nutzen dieses Potenzial nicht. Sind Sie erst zur richtigen inneren Einstellung gelangt, werden Sie überrascht sein, was in Ihrem Leben alles möglich ist.

nur Sie allein. Klar ist: Mit jeder neuen positiven Erfahrung verlieren die früheren problematischen ihre Wirkung. Sie haben keinen Einfluss auf Ihre Vergangenheit, auf Ihre Zukunft hingegen sehr wohl. Jetzt gilt es, die Barrieren aus Ihrer Vergangenheit abzubauen und neue Verhaltensweisen aufzubauen.

Auf Ihre Einstellung kommt es an

Überzeugungen und Bewertungen haben einen enormen Einfluss auf unser Verhalten. Egal in welcher Situation Sie sich befinden, es läuft immer nach dem Schema Bewerten – Entscheiden – Handeln ab. Sie fühlen sich träge und steif und finden das unangenehm? Sie haben die Wahl, schwimmen zu gehen oder weiter auf der Couch zu sitzen. Entscheiden Sie sich für die sportliche Variante! Sie gibt Ihnen das Gefühl, aktiv am Leben teilzunehmen, und stimmt Sie zufrieden. Entscheiden Sie sich für die Couch, können Zufriedenheit und Laune sinken. Erkennen Sie, wie Überzeugungen entstehen, und es wird Ihnen gelingen, diese zu verändern.

Die Harmonie der drei Systeme Körper, Psyche und Umwelt ist die Grundvoraussetzung dafür, Dinge erfolgreich zu meistern und letztendlich individuelle Stärken optimal einzubringen. Die Schlüsselfunktion in diesem Trio übernimmt die mentale Einstellung. Hier gilt es anzusetzen. Denn: Einstellungen und Vorstellungen sollten das Handeln je nach Situation und Anforderung erleichtern und nicht behindern. Die Ent-

▼ Sammeln Sie neue, positive Sporterfahrungen.

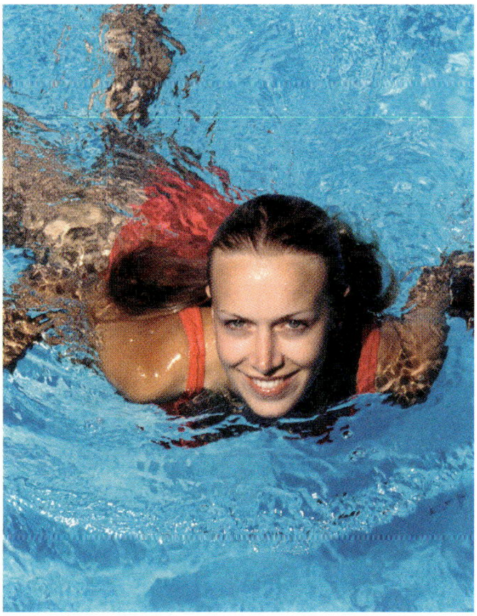

wicklung des mentalen Systems, unserer Psyche – kurz „Kopf" genannt – wird von vielen Menschen vernachlässigt. In keinem anderen Bereich existieren solch enorme Ressourcen wie in diesem. Kein anderer Bereich kann unser Leben so nachhaltig beeinflussen. Sie glauben mir nicht? Lassen Sie es mich an einem Beispiel veranschaulichen:

Sobald man eine sportliche Erfahrung macht, etwa mit Freunden wandert oder Rad fährt, macht man sich vorher, während und vor allem nach der Tour Gedanken darüber. Diese führen zu Bewertungen wie „Das hat aber Spaß gemacht!" oder „Es war langweilig, außerdem tun mir jetzt noch die Füße weh!" Sie können sich vorstellen, dass die zweite Bewertung mit großer Sicherheit dazu führen wird, für den nächsten Wandertermin eine gute Ausrede parat zu haben. Sinnvoll ist das nicht, denn beim nächsten Mal könnte das Wetter besser sein, oder Sie könnten sich vorsorglich bequemere Schuhe anziehen.

Warum denken wir oft negativ? Im alltäglichen Leben treffen wir hundertfach am Tag eine Vorhersage, wie Dinge ausgehen oder welchen Verlauf bestimmte Vorgänge nehmen werden. Nur so kann unser Gehirn unaufhörlich die Informationen verarbeiten, die wir benötigen, um uns in der Welt zurechtzufinden.

Mein Tipp

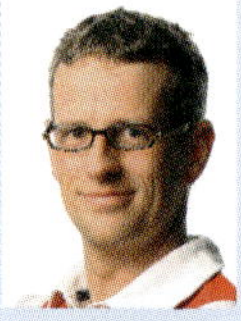

Wenn Sie nicht Opfer Ihrer Vorhersagen werden wollen, ändern Sie die Rahmenbedingungen: Schaffen Sie sich ein Ihnen angenehmes Umfeld für Ihre Sportart, wechseln Sie das Sportgerät, den Trainingsort, die Kleidung oder auch den Trainingspartner.

Gut zu wissen

Vorhersagen = Vorurteile?

Vorhersagen und Vor*urteile* liegen gedanklich nah beieinander. Sie sind eine Bewertung der Zukunft, oft verbunden mit einer sich selbst erfüllenden Prophezeiung. Sie besagt, dass vermeintliches Wissen über die Zukunft diese in erheblichem Maße beeinflusst.

Die wissenschaftlich nachgewiesene Wirksamkeit dieser Prophezeiungen führt in sportlichem Zusammenhang dazu, dass wir beim Wandern so lange in uns hineinhören, bis wir irgendwelche Schmerzen verspüren, die uns ohne die Vorhersage nie in den Sinn gekommen wären.

Haben Sie eine neutrale Vorhersage oder noch keine Erfahrungen in der Sportart gemacht, sollte es Ihnen leichter fallen, sich zu motivieren. Negative Bewertungen nach sportlichen Beanspruchungen führen zu weniger bis gar keiner Motivation, es noch einmal zu versuchen.

Dieser unbewusste Vorgang ist im Normalfall durchaus sinnvoll, kann aber auch zu störenden Vorhersagen und Einstellungen führen.

Bleiben die Wanderbedingungen gleich – gleiches Wetter, gleiche Kleidung und gleiche Mitwanderer – wird Ihnen mit großer Wahrscheinlichkeit die Aktion so wie beim letzten Mal entweder Freude bereiten oder Sie wieder langweilen. Je nachdem ist also eine weitere Wanderung für Sie mehr oder weniger sinnvoll. Da sich die Rahmenbedingungen aber auch ändern können, spielen Ihnen die Vorhersagen manchmal einen Streich. Ihre Laune vor dem Wandern ist hervorragend, der neue Schuh fühlt sich federleicht und extrem bequem an, und die neue Bekannte ist eine intellektuelle und optische Bereicherung für Ihre Gruppe. Wie wird jetzt wohl die Bewertung ausfallen? Natürlich: weg vom Unangenehmen hin zum Angenehmen.

Beurteilungen geschickt einsetzen

Das bedeutet konkret: Wer sich für eine erneute Wanderung motivieren möchte, sollte die eventuell negative Bewertung der letzten analysieren und die Ursachen (schlechte Schuhe, schlechte Kleidung usw.) beseitigen. Auch eine Änderung des Umfeldes (Route, Zusammensetzung der Gruppe usw.) kann zu einer anderen Einschätzung der Wanderung führen.

Beurteilungen sind für den Menschen von enormer Bedeutung, wobei der Zeitpunkt eine wichtige Rolle spielt. Natürlich müssen Sie einen Sinn Ihrer Handlung erkennen. Sinnvoll ist, zu schlafen, wenn man müde ist, zu essen, wenn man Hunger hat, und sich zu bewegen, wenn einem danach ist. Kein Mensch meldet sich in einem Fitness-Studio an, wenn er es nicht als sinnvoll ansieht.

Gerade am Anfang einer „Sportkarriere“ sind die meisten Menschen besonders unsicher und leicht negativ zu beeinflussen. Wenn Sie sich noch keinen eigenen Standpunkt zu der jeweiligen Sportart und zum Sport im Allgemeinen gebildet haben, dann konzentrieren Sie sich während des Trainings wirklich ausschließlich auf die Sportart. Deshalb ist es wichtig, dass Sie Einschätzungen über Sinn und Unsinn dessen,

Tipp

Bewertungen können vor dem Besuch des Fitness-Centers, während des Trainings, aber auch zu Hause stattfinden. Für eine hohe Motivation und ein erfolgreiches Training ist es durchaus sinnvoll, das Urteil nicht während des Trainings zu fällen.

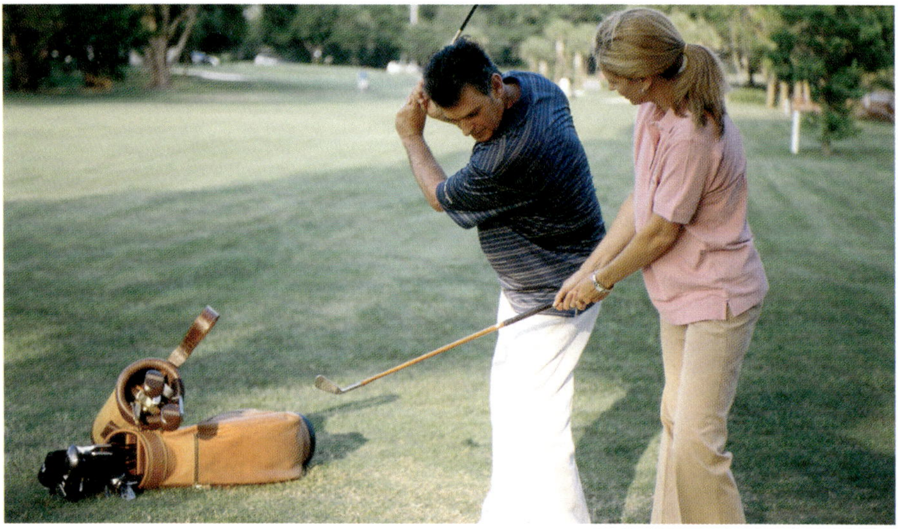

▲ Anleitungen mit einem Trainer motivieren und machen Spaß.

was Sie gerade ausführen, erst einmal hintanstellen. Alles andere blockiert die Motivation. Warum ist das so? Die Praxis zeigt, dass viele Anfänger – ob im Tennis, Fitness-Training, beim Golf oder Skilanglauf – glauben, dass die anderen ihnen ständig zuschauen. Sie fühlen sich beobachtet und damit unwohl. Diese Bewertung der Situation löst Stress aus und führt auf Dauer zu einem schlechten Gefühl. So torpedieren negative Emotionen den notwendigen Antrieb für ein zweites Training.

Hindert auch Sie Ihr Bauchgefühl daran, regelmäßig zu trainieren? Mit den oben beschriebenen Gedanken während des Trainings lenken Sie Ihre Aufmerksamkeit auf mögliche negative und unangenehme Konsequenzen. In der Folge stellen Sie sich dann wirklich ungeschickt an. Und zwar, weil Ihre Gedanken ganz woanders sind. Grundsätzlich ist es wichtig, der Frage nachzugehen, ob die eigenen Ängste und Bewertungen überhaupt der Realität entsprechen.

Und seien Sie doch mal ehrlich: So wichtig und interessant sind Sie nun auch wieder nicht, dass alle immer nur nach Ihnen schauen. Dass Sie hin und wieder der eine oder andere Blick trifft, ist selbstverständlich. Doch damit muss nicht zwangsläufig eine negative Bewertung Ihrer Person und Ihrer Fähigkeiten einhergehen. Vielleicht denkt der andere nur: „So habe ich auch einmal angefangen."

Mein Tipp

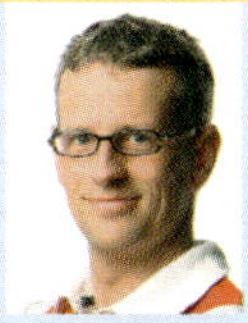

Sie können wirklich ganz beruhigt sein, die anderen Sportler sind viel zu sehr mit sich und ihrer Sportart beschäftigt (eben hoch konzentriert), als dass sie sich über Ihre Person Gedanken machen könnten. Besonders für sehr gute Leistungen und in Stresssituationen ist die volle Konzentration unabdingbar, ob beim Sport oder bei der Vorbereitung einer Präsentation oder einer Rede. Trainieren Sie Ihre grundsätzliche Konzentrationsfähigkeit im Sport.

Machen Sie sich frei von negativen Urteilen anderer, vor allem, wenn diese nur Ihrer Phantasie entspringen. Lassen Sie uns ein Experiment machen: Was verbinden Sie mit dem Wort „Lauf"? Mir fällt sofort das Laufen im sportlichen Sinn ein, andere denken an Lebenslauf, Lauf im Sinne von Rhythmus, zum Beispiel „einen Lauf bekommen", etwas ans Laufen bringen, sprich etwas beginnen; andere wiederum denken an den Ort in Baden-Württemberg. So wie jeder Mensch andere Assoziationen zu bestimmten Begriffen hat, so sieht er Situationen nur mit seinen eigenen Augen: völlig subjektiv.

Fühlen Sie sich in Ihrer Sportart unsicher? Dann gehen Sie zu einem Experten oder Trainer, der Ihnen kompetent weiterhilft. Wahrscheinlich sagt er Ihnen auch, dass Ihrer Unsicherheit nicht Unfähigkeit zugrunde liegt. Mit anderen Worten: Ihre Unsicherheit ist das Resultat Ihrer negativen Gedanken. Sicherheit gewinnt man mental: durch zweckmäßige Ansichten und durch praktisches, regelmäßiges Training.

Wie stehen Sie zum Sport?

Wir alle haben bestimmte Überzeugungen, und die überwiegende Anzahl der eigenen Meinungen kann man sich erklären. Interessant wird es, wenn wir uns bestimmter Verhaltensweisen nicht bewusst sind, sie einfach geschehen. Ist das Zufall? Nein. Verhaltensweisen entspringen immer Einstellungen und Überzeugungen. Selbst die unbewussten Vorstellungen resultieren aus der individuellen Art, die Welt zu verstehen.

Sprechen Sie ständig von mehr Sport und Bewegung, unternehmen aber nichts? Dann liegt das auch in diesem Fall an versteckten Überzeugungen, die zu einer Blockade führen.

Achtung

- Je größer die Diskrepanz ist zwischen dem, was Sie sagen, und dem, was Sie tun, desto größer auch die daraus resultierende Frustration.

Holen Sie sich Ihre Überzeugungen ins Bewusstsein!

Was assoziieren Sie spontan mit den Begriffen Sport, Fußball, Laufen? Es geht mir nur um Ihren ersten oder zweiten Einfall, der Ihnen ohne langes Nachdenken und in den ersten zwei bis drei Sekunden in den Sinn kommt. Dieser ist es, der Ihre Überzeugung und Einstellung zum Thema spiegelt.

Testen Sie Ihre versteckten Sportüberzeugungen

Was fällt Ihnen bei den folgenden Begriffen sofort ein? Haben Sie ein unangenehmes, ein neutrales oder ein angenehmes Gefühl bei diesen Begriffen?

	unangenehm	neutral	angenehm
Sport			
Training			
Bewegung			
Muskeln			
Sportverein			
Abnehmen			
Schwitzen			
Wettkampf			
Körperliche Anstrengung			
Muskelkater			
Außer Atem kommen			
Allgemeines Körpergefühl			

Jetzt schauen Sie sich die Tabelle genau an: Handelt es sich bei Ihren Bewertungen um Ausreden oder um sinnvolle Schlussfolgerungen bzw. Tatsachen? Lassen Sie mich vorab noch eines anmerken: Aus der Sicht des Anwenders

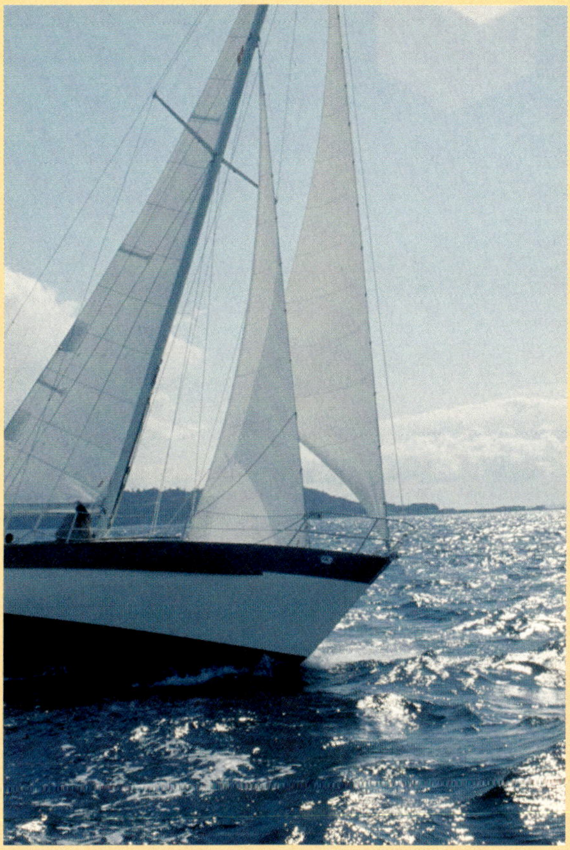

haben Ausreden immer einen Sinn. Sie haben eine Geschichte und sind in einem bestimmten „Klima“ entstanden. Ausreden haben sich in einem speziellen Milieu entwickelt und sind nur in Zusammenhang mit diesem Umfeld zu erklären. Wer sich beim Skilaufen einen komplizierten Beinbruch zugezogen hat, wird sich wahrscheinlich bei Sportarten im Schnee eher unwohl fühlen.

Jeder stellt seine eigene Wirklichkeit her und ist damit auch für diese selbst verantwortlich. Ihre Sicht der Vorgänge, das, was Sie für wahr halten, ist an spezielle Erfahrungen geknüpft, nicht an die Vorgänge selbst. Ihre ureigene Sicht der Dinge ist jeweils entscheidend.

Nehmen wir ein einfaches Beispiel: Ein Mann auf einem Boot ruft dem Wanderer am höher gelegenen Ufer zu: „Entschuldigung, wo bin ich?“ Da antwortet der Wanderer: „Auf einem Boot.“ Fazit: Wo Sie stehen, ist eine Sache des Blickwinkels.

Ihre Einstellungen und Überzeugungen haben Sie sich aufgrund der Erfahrungen vieler Jahre angeeignet. Das bedeutet, dass Sie diese durch andere, neue Erfahrungen verändern können.

Übrigens verfolgt unser Gehirn zwei unterschiedliche Strategien, um unsere Umwelt zu verstehen und sich darin zurechtzufinden: eine bewusste, auf Erkenntissen und einem möglichen Ziel basierende sowie eine einfache, schnelle und im Endeffekt sehr intelligente Strategie, die aber im Unterbewusstsein verankert ist. Die Erste ist die Erfahrungsstrategie, die zweite, verborgene Strategie nennt man Intuition. Sie wissen nicht, warum Sie so entschieden oder gedacht haben, Sie erkennen nur, dass es richtig war.

Worte setzen Maßstäbe

Eine Aussage ist schnell getroffen, die innere Einstellung lässt sich jedoch oft schwerer bewusst machen und noch schwerer verändern. Ansichten und Meinungen beruhen auf Lernprozessen, deshalb können Sie diese auch wieder „verlernen" und durch andere ersetzen. Ihre bisherigen Erfahrungen haben zur Meinungsbildung beigetragen, neue Erfahrungswerte führen erst recht zu neuen Einstellungen. Bedenken Sie, dass Sie von Ihren Mitmenschen an Ihren Äußerungen gemessen werden. Wenn Sie immer nur reden, den Worten aber keine Taten folgen lassen, verlieren Sie auf Dauer Ihre Glaubwürdigkeit.

Ausrede oder triftiger Grund?

Jeder weiß um den Nutzen körperlicher Bewegung. Wer sich trotzdem dagegen entscheidet, stützt sich dabei meist auf eher fadenscheinige Ausreden. Folgende Ausreden und Bewertungen werden von Menschen vorgetragen, die wenig bis keinen Sport treiben:

Bewegung und Sport sind schmerzhaft!

Wenn Sie sich während oder nach der Beanspruchung unwohl fühlen oder sogar Schmerzen empfinden, kann das an einer früheren negativen Prägung liegen. So kann zum Beispiel ein Sportlehrer dahinter stecken, der seine Schüler im Unterricht ständig getriezt hat. Vielleicht mussten Sie als Kind zu kleine Schuhe tragen, sodass die Bewegung Ihnen Schmerzen bereitete, oder Sie fühlten sich in Ihrer Sportkleidung schrecklich? Eine solche Vergangenheit führt zwangsläufig zu negativen Gefühlen in Verbindung mit sportlicher Betätigung und damit zum Verzicht darauf.

Sport und Bewegung sind langweilig!

Ist Ihnen Ihr Trainer womöglich unsympathisch? Oder macht Ihr Sportlehrer, Golf- oder Aerobictrainer langweiligen Unterricht?

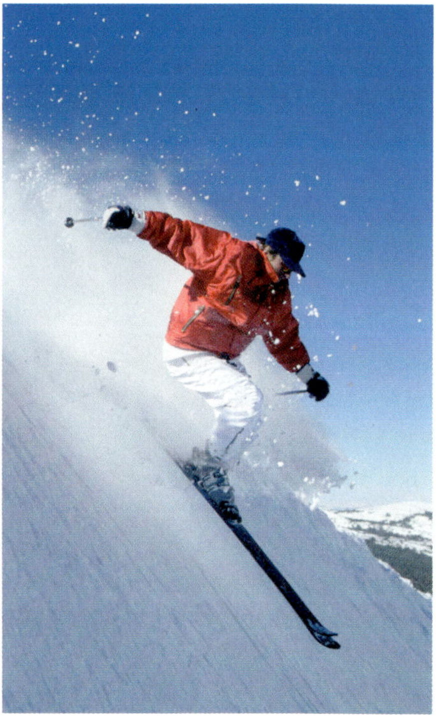

▲ Sport muss nicht langweilig sein, Angst jedoch lähmt jede Bewegungsfreude.

Wissen

Die Arbeitsweise unseres Gehirns basiert auf der erfahrungsbedingten Fähigkeit, Dinge oder Geschehnisse vorauszusagen. Gelingt uns die Vorhersage nicht und lässt uns auch unsere Intuition im Stich, führt das unweigerlich zu einer Stressreaktion und, in Folge, zu einem Gefühl der Angst. Interessant: Diese Mechanismen treffen sowohl für Lernvorgänge als auch für normale Handlungen zu.

Vielleicht sollten Sie einmal Sportarten ausprobieren, die Ihrem eigenen Naturell und nicht dem Ihrer Freunde entsprechen. Hüten Sie sich vor Verallgemeinerungen. Nur weil Ihnen Skilaufen und Schwimmen keinen Spaß macht, heißt das noch nicht, dass andere Sportarten auch nichts für Sie sind. Probieren Sie es aus – so lange, bis Sie „Ihre" Sportart finden. Oder stellen Sie etwa gleich die gesamte Nahrungsaufnahme ein, nur weil Ihnen einmal ein Gericht nicht geschmeckt hat?

Sport und Bewegung sind gefährlich! Wer sich selbst oder andere zu etwas motivieren möchte, darf das Gefühl der Angst dabei nicht erleben. Angst lähmt und wird Sie motorisch negativ beeinflussen. Je größer Ihre Angst – zum Beispiel vor einem Sturz beim Skilaufen –, desto unkonzentrierter sind Sie. Gerade durch die Fokussierung auf Ihre Angst steigt aber Ihr Risiko, tatsächlich die Kontrolle über die Ski oder die Übersicht über die Piste zu verlieren und erst recht zu stürzen.

Die so genannten Spiegelzellen im Gehirn ermöglichen es dem Menschen, eine emotionale Verbindung mit anderen aufzunehmen. Sie lassen uns Schmerz und Freude empfinden und versorgen uns mit intuitivem Wissen – beispielsweise über die Absichten der anderen Skiläufer. Angst jedoch beeinträchtigt diese Zellen und reduziert deren Fähigkeit, sich in Bewegungen einzufühlen und Feinheiten koordinativ wahrzunehmen. Das heißt, dass Sie sich in solchen Situationen nicht mehr auf Ihre Intuition verlassen können, da diese von der Leistungsfähigkeit der Spiegelzellen abhängig ist.

Sport und Bewegung nimmt zu viel Zeit in Anspruch! Haben Sie einmal darüber nachgedacht, wie viel Zeit Ihnen Zähneputzen, Waschen und Rasieren rauben? Warum machen Sie das täglich? Sie haben den Sinn dieser Tätigkeiten erkannt. Durch die tägliche Wiederholung wurde daraus eine Gewohnheit. Für „Gewohnheiten" brauchen Sie keine Motivation: In Ihrem Gehirn sind sie als absolut notwendig abgespeichert; Zweifel kommen deshalb gar nicht auf.

Genau das sollte Ihr Ziel im Hinblick auf Bewegung und Sport sein – nicht mehr nachdenken, einfach tun. Sport ist

Info

Die häufigste Ausrede? „Keine Zeit!" Immer wieder beliebt, wenn es darum geht, sich für unterlassene Handlungen zu entschuldigen. Seien Sie doch einmal ehrlich, jeder weiß, dass uns allen etwa das gleiche Zeitbudget zur Verfügung steht. Nutzen Sie Ihres für alles, was Ihnen gut tut.

kein Zeitopfer, sondern lebenswichtige, lebenserhaltende und Spaß machende Notwendigkeit.

- Es geht hier nicht um fehlende Zeit, sondern um den Umgang mit der Zeit. Es geht darum, Prioritäten zu setzen.

Aber gut, wenn Ihnen Ihre Gesundheit nichts bedeutet, mag es für Sie logisch sein, sich nicht darum zu kümmern. In diesem Fall leben Sie in der Hoffnung, dass Ihr Körper schon funktioniert, Sie vertrauen auf Wunder. „Wunder, wieso?", fragen sie mich. Nun, Sie möchten einen „Gegenstand" ein Leben lang benutzen und erwarten, dass er störungsfrei funktioniert, obwohl Sie nicht bereit sind, ihn zu pflegen. Die Fähigkeit zur Hoffnung ist eine wichtige Eigenschaft. Doch den meisten Menschen ist bewusst – zumindest nach längerem Nachdenken –, dass Hoffnung allein die Welt und ihre Gesundheit nicht verändern wird.

Die durch Bewegungsboykott in der Jugend „gesparte" Zeit wird im Alter bezahlt mit der Zeit, die man zum Genesen braucht. Das ist wie bei einem Kredit: Sie leben jetzt auf Pump, bezahlt wird später. Ist es nicht besser, stattdessen in jüngeren Jahren für das Alter zu sparen? Das werden Sie in jedem Fall tun müssen, denn das zweite Argument gegen die Ausrede Zeit ist ein finanzielles: Rücken- oder Hüftoperationen und Medikamente kosten Geld. Zusatzversicherungen, die Sie vor einem Dasein als Patient dritter Klasse bewahren, kosten ebenfalls Geld.

Die Krankenkassen werden die finanzielle Verantwortung für Ihre Gesundheit in Zukunft immer mehr an Sie abtreten, also brauchen Sie für Ihre Krankheiten immer mehr Geld. Wie ist dieses Problem zu lösen? Der Ansatz der meisten Menschen lautet: Verdiene so viel Geld,

Achtung

Man ist das, was man tut! Und niemand möchte als Faulpelz oder Schläfer bezeichnet werden, oder? Werden Sie von Freunden oder Bekannten überhaupt noch zu Ausflügen oder anderen Events eingeladen, oder gehen diese Offerten allmählich zurück? Haben Sie zu oft in letzter Zeit abgesagt mit der Begründung, zu müde zu sein? Das könnte Konsequenzen haben ...

Gut zu wissen

Faulheit kostet

Die Ausrede, man müsse seine Zeit ökonomisch und sinnvoll nutzen, die so oft für die Verweigerung des Sports strapaziert wird, greift eindeutig zu kurz. Diese Rechnung geht nicht auf, da mangelnde Bewegung viel Zeit im Alter kostet, und zwar aufgrund von Krankheiten und den daraus resultierenden Schmerzen. Sie wissen, dass alles im Leben seinen Preis hat.

Schlechtes Geschäft!

Auch mangelnde Bewegung in jüngeren Jahren werden Sie später im Leben bezahlen müssen – in der Währung Krankheit, Schmerz und Trägheit. Ein kranker, ausgelaugter, schlecht gewarteter Körper verschlingt nämlich unendlich viel Zeit.

Sie sitzen stundenlang im Wartezimmer Ihres Arztes, beim Physiotherapeuten oder beim Schmerzspezialisten. Operationen mit nachfolgender Rehabilitation rauben Ihnen sogar ganze Wochen und Monate. Übrigens eine Zeit, die Sie bestimmt nicht als Ihre glücklichste im Gedächtnis abspeichern werden.

Wer keinen Sport ausübt, hat nur auf den ersten Blick Zeit gewonnen, auf die Lebenszeit gerechnet, bleibt das aber ein schlechtes Geschäft.

Hinzu kommt, dass häufig die gesparte Zeit nicht mit positiven Betätigungen gefüllt wird und somit keine Bereicherung darstellt.

dass du dir deine Krankheiten später leisten kannst. Gut, das ist eine mögliche Herangehensweise, eine andere könnte sein, dass Sie sich beizeiten mehr um Ihre Gesundheit kümmern. So wie Ihre Bank sich an jeden Kredit erinnert, so erinnert sich auch Ihr Körper an Ihre ungesunde Lebensweise.

Der Zeitpunkt ist ungünstig! Eine weitere sehr beliebte Ausrede ist die Behauptung, der Zeitpunkt sei sehr ungünstig. Es hagelt Sätze wie „Momentan geht es nicht, aber es steht auf meiner Agenda ziemlich weit oben“. Wenn ich diesen Spruch höre, weiß ich Bescheid. Derjenige wird erst dann etwas tun, wenn schon alle Alarmglocken läuten oder wenn der Supergau, der Herzinfarkt, Hirnschlag oder Burn-out bereits zugeschlagen hat. Sie warten auf den „günstigen Augenblick“. Wann wäre der günstige Zeitpunkt?

Info

Der richtige Moment ist eine sehr große Unbekannte. Schauen Sie sich nur die Börse an, wer kennt dort schon den gewinnbringendsten Augenblick?

Hier kann es sein, dass der scheinbar ungünstige Zeitpunkt sich im Nachhinein als der beste der letzten Wochen herauskristallisiert. Für körperliche Bewegung ist jeder Moment gut und richtig.

Tipp

Rechenübung für „Ich-habe-keine-Zeit-Menschen"

Ihr gesundheitsschädigendes Verhalten wird mit einer Rückenoperation „belohnt". Sie hatten nie Zeit für ein Rückentraining und müssen jetzt dafür bezahlen.

Je nach Schwere und eventuellen Komplikationen vergehen 4–8 Wochen, die Sie nur für Ihren Körper „opfern" müssen. Vorher gab es Arztbesuche und Termine bei Experten – durchschnittliche Dauer ca. 10 Tage. Vorbesprechungen und Auswahl der Klinik verschlingen zusätzlich ca. 4–5 Tage. Nehmen wir an, dass Sie etwa 10 Stunden am Tag und 5 Tage in der Woche arbeiten. Die ausgefallene Zeit ergibt zusammen in der Regel 45 ausgefallene Arbeitstage (6 x 5 Tage OP + Reha + 15 Tage Vorbereitung). 45 Tage zu je 10 Arbeitstunden pro Tag macht 450 ausgefallene Arbeitsstunden.

Wenn Sie 2 Stunden pro Woche trainieren, könnten Sie mit der verlorenen Zeit ca. 225 Wochen trainieren. Sie könnten über 4 Jahre 2 Stunden pro Woche von Ihrer Zeit abzweigen, ohne in der Summe etwas verloren zu haben. Ganz zu schweigen von der Tatsache, dass Sie in dieser Zeit über eine höhere geistige und körperliche Leistungsfähigkeit verfügen und sich einfach besser fühlen. Summa summarum verlieren Sie keine Zeit beim Sportreiben, Sie gewinnen vielmehr Zeit und Qualität.

Nehmen wir mal an, Sie brauchen einen neuen Laptop, Ihr alter ist kaputt gegangen. Sie kaufen heute ein neues Gerät und schauen drei Wochen später auf die gefallenen Preise. Sollen Sie sich jetzt nicht ärgern? Nein, denn Sie brauchten den neuen Computer sofort, und es war Ihnen auch schon vorher bewusst, dass er wenige Wochen später möglicherweise billiger sein würde. Bezüglich des Preises gibt es in diesem Beispiel keinen günstigen, sondern nur ungünstige Zeitpunkte.

Ich habe es so oft versucht, es klappt einfach nicht! Sollen alle missglückten Versuche, alle Energie, alles Geldausgeben umsonst gewesen sein? Sie haben also erfahren, wie es bei Ihnen nicht geht. Wollen Sie diese Erkenntnisse etwa brach liegen lassen? Wenn man schon Fehler gemacht hat, sollte man sie wenigstens nutzen und daraus lernen!

Meine Gene sind schuld! Glauben Sie das? Denken Sie um, denn die Gehirnforschung und die Genetik warten mit neuen Erkenntnissen auf, die nicht nur die moderne Medizin, sondern auch die Psychologie revolutioniert haben. In der Vergangenheit mussten die Gene sowohl in der Medizin wie auch im Privatleben immer für das „Schlechte" herhalten. Die neuen Erkenntnisse räumen auf mit diesem Vorurteil und fordern uns auf, unsere Lebensumstände kritisch zu überprüfen. Welchen Beitrag haben

Gut zu wissen

Resonanzphänomene und Spiegelzellen

Die Tatsache, dass Lachen und Gähnen ansteckend ist, kennen Sie bereits, aber warum ist das so? Joachim Bauer, Professor für Psychoneuroimmunologie, ging diesem Phänomen auf den Grund: Auch dafür sind die so genannten Spiegelzellen im Gehirn verantwortlich. Sie realisieren Programme wie eine mitfühlende Trauermiene, egal ob Sie selbst eine Handlung ausführen oder andere dabei beobachten. Ohne diese Zellen gäbe es kein Mitgefühl, keine Intuition und kein spontanes Verstehen unter Menschen. Diese Wahrnehmungen beeinflussen unsere Handlungen und führen zu seelischen und körperlichen Veränderungen.

Sie zu Ihrer Berufswahl oder Ihrem beruflichen Aufstieg bzw. der Stagnation geleistet? Haben Sie auf eine Beförderung nur gehofft, oder haben Sie Ihren Aufstieg tatsächlich durch Einsatz und Leistung bewirkt?

Nur weil Ihre Eltern und Geschwister unsportlich waren, ist das kein Grund, sich jegliche sportliche Fähigkeiten abzusprechen. Eventuell hatten Sie keine Möglichkeit zum Training, haben keine Erfahrungen sammeln können. Nach längerem Überlegen fällt Ihnen sogar auf, dass Sie sich gerne bewegen und danach sehr wohl fühlen. Eigentlich eine sehr befreiende Einsicht, weil damit klar ist, dass wir auf unser Leben wesentlich mehr Einfluss haben als bisher angenommen.

Genforscher vergleichen die Gene mit einem Musikinstrument, das nicht allein auf sich gestellt Töne hervorbringen kann. Es braucht jemanden, der auf ihm spielt. Heute ist das einstige Gen-Opfer zum virtuosen Musiker auf der Klaviatur der Gene geworden. Was hat die Wandlung bewirkt? Aktuelle Forschungsergebnisse beweisen, dass die DNS-Sequenz eines Gens festgelegt ist und auch vererbt wird. Abgesehen von außergewöhnlichen Erberkrankungen, ist eine andere Funktion der Gene, die die Regulation Ihrer Aktivität betrifft, sehr stark von Erlebnissen und Erfahrungen abhängig. Wie die moderne Hirnforschung herausgefunden hat, kommt es zu einer Umwandlung von Erlebtem in biologische Signale.

Info

Sind wir Opfer unserer „bösen“ Gene? Nein, denn wie Prof. Dr. Dr. Manfred Spitzer (Ärztl. Dir. der Psychiatrischen Uniklinik Ulm) bemerkt, ist der Mensch im Alter von zwei Jahren am gewalttätigsten und brutalsten und entwickelt sich im Laufe seines Lebens in den meisten Fällen zu einem sozialen, zivilisierten Wesen.

Für die Brustmuskulatur und den vorderen Teil der Schulter

Fördert: eine gute Körperhaltung und verbessert die Atmung.
Hilft besonders bei: Schmerzen im Bereich der Schulter sowie der Hals- und Brustwirbelsäule.
Auslöser für die Beschwerden: verkürzte Brustmuskulatur, schwache Rückenmuskulatur.

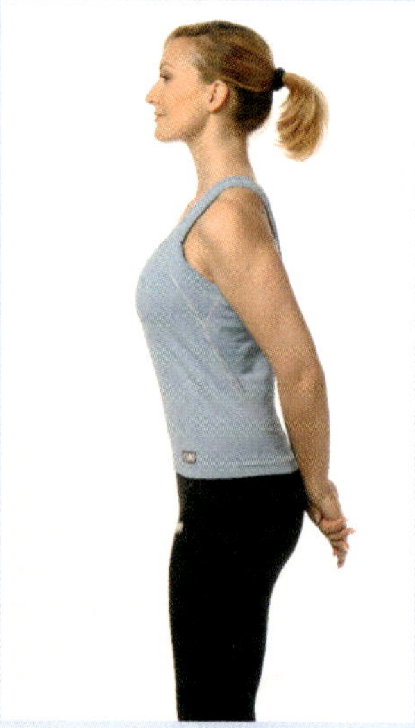

Diese Beweglichkeitsübung fördert eine gute Körperhaltung und hilft bei Schmerzen, die durch eine verkürzte Brustmuskulatur, die zwangsläufig die Schultern nach vorne führt, entstehen. Sie wirkt dem so genannten Rundrücken entgegen.
Wenn dazu noch die obere Rückenmuskulatur schwach ausgebildet ist, verstärkt das die Probleme zusätzlich.

- Stellen Sie sich gerade mit leicht gebeugten Knien hin.
- Spannen Sie Ihre Bauch- und Pomuskulatur an. Legen Sie die Hände hinter dem Körper zusammen.
- Ziehen Sie die gestreckten Arme nach hinten-oben, bis Sie ein leichtes, noch angenehmes Ziehen im vorderen Teil der Schulter und in der Brustmuskulatur spüren.
- Halten Sie die Dehnung an diesem Punkt für ca. 20 Sekunden.
- Der Oberkörper bleibt während der Übung stets gerade wie in der Ausgangsstellung.
- Atmen Sie gleichmäßig weiter.

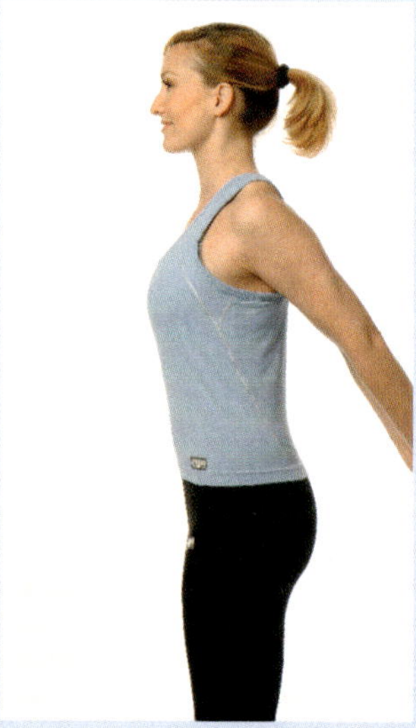

Wiederholungen:
Führen Sie die Übung, je nach Verspannungsgrad, 2–3-mal mit kurzen Pausen von 10–15 Sekunden durch.

Für die obere Schultergürtelmuskulatur

Fördert: Kraft und damit Leistungsfähigkeit und Belastbarkeit der Muskelgruppen im Schulterbereich.
Hilft besonders bei: Schmerzen im Schulterbereich.
Auslöser für die Beschwerden: verspannte, zurückgebildete Muskulatur, einseitige Belastungen.

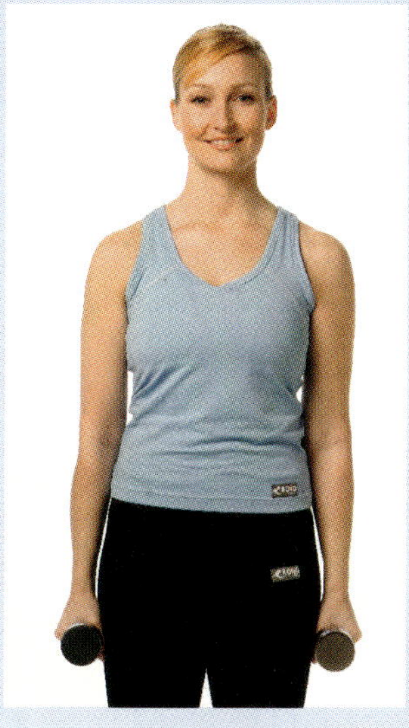

Diese Übung ist ideal bei einer verspannten Schultergürtelmuskulatur. Die Muskelgruppen im Schulterbereich verlieren durch die Verspannungen einen Großteil ihrer Leistungsfähigkeit und sind dadurch sehr anfällig für Überlastungen. Bereits geringe Kraftbelastungen oder wiederholte einseitige Belastungen, etwa bei einer Tätigkeit am PC, führen zu Schmerzen und Verspannungen. Ein leistungsfähiger Muskel sollte kräftig und beweglich sein. Beweglich machen können Sie die obere Schultergürtelmuskulatur mit den Mobilisationsübungen auf den Seiten 75 und 76.

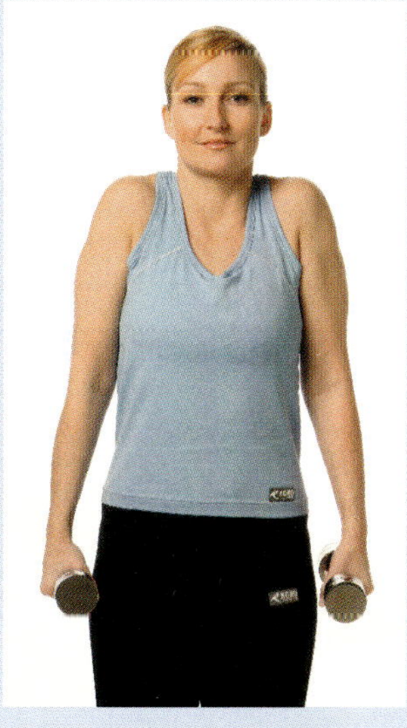

- Für diese Übung nehmen Sie leichte Hanteln, am Anfang etwa 1,5 kg.
- Stellen Sie sich gerade hin.
- Beugen Sie leicht die Knie.
- Spannen Sie Ihre Bauch- und Pomuskulatur an, um den Körper zu stabilisieren.
- Lassen Sie die Arme lang hängen, die Hanteln in beiden Händen.
- Ziehen Sie Ihre Schultern so hoch wie möglich, die Arme bleiben gestreckt.
- Senken Sie die Schultern nun ganz langsam.
- Atmen Sie bei der Belastung, also beim Hochziehen der Schultern, aus.

Wiederholungen:
Sie sollten problemlos 3-mal 12–15 Wiederholungen der hier beschriebenen Übung ausführen können.

Wie entwickeln sich unbewusste Überzeugungen?

Beispiele oder Vorbilder

Auch unbewusste Wahrnehmungen und Überzeugungen werden von den Spiegelzellen im Gehirn beeinflusst. Ist Ihr Umfeld geprägt von ständig missgelaunten, verletzten Sportlern, färbt das auch auf Sie ab. Der Kontakt zu solchen Menschen ist für eine positive Einstellung zu Sport und Bewegung gewiss nicht förderlich. Ebenso sind Veranstaltungen für Hochleistungssportler mit hoher Verletzungsquote wie Boxen, Fußball oder Mountainbikerennen nicht gerade dazu geeignet, Sie für diesen oder einen anderen Sport zu gewinnen.

Die mitfühlende Wahrnehmung ist für das Verständnis eines Ereignisses und die Erinnerung daran sogar der rein intellektuellen und analytischen Herangehensweise weit überlegen. Eine Faustregel für die Archivierung von Erfahrungen im Langzeitgedächtnis ist: Je stärker die „Ich-Beteiligung" ausfällt, desto intensiver ist die Verankerung im Gedächtnis. Vorbilder oder Idole und Beispiele besitzen eine ungeheure Kraft, sie können positive Emotionen und Energie freisetzen oder aber zerstören.

Wissen

Da Sie aufgrund der Spiegelzellen mitfühlen können, wird in Ihrem Gehirn ein Mechanismus ausgelöst, der Ihnen zu Ihrem eigenen Schutz signalisiert, diese Sportart nicht auszuüben. Immer wenn Sie Blut fließen sehen, werden Ihre inneren Alarmglocken läuten mit der Aufforderung, diese Situation in Zukunft zu vermeiden.

Der Einfluss sozialer Beziehungen

„Zeig mir deine Freunde, Bekannten und Arbeitskollegen, und ich sage dir, wie gesund du bist!"

Die aktuelle Hirnforschung hat eine bedeutende Erkenntnis gewonnen: Das Gehirn verändert sich auch durch unsere sozialen Kontakte, sie können uns krank oder gesund machen. Wenn Sie sich nur mit gestressten und problembelasteten Menschen umgeben, verändert sich auch Ihre Hirnstruktur. Denn mentalen Vorgängen entsprechen im Gehirn physiologische Vorgänge; alltägliches Erleben wird in Form neuronaler Netzwerke gespeichert.

Das bedeutet konkret: Je mehr Sie von Ihrer Umwelt „vollgemüllt" werden, desto ausgeprägter und langlebiger prägen sich diese veränderten Strukturen in Ihrem Kopf ein. Damit wird auch Ihre eigene Problem- und Krisenwahrnehmung geschult und sensibilisiert. Der Nachteil dieser Sensibilität:

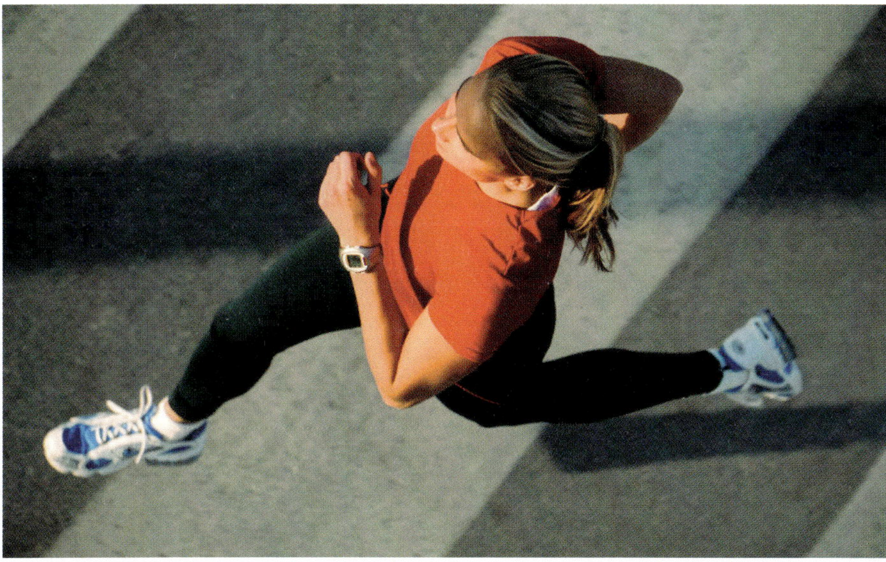

▲ Sehen Sie die Dinge einmal aus einer anderen Perspektive.

Sie haben gelernt, sofort das Negative zu sehen und nicht die Chance. Bezogen auf Sport bedeutet das für Sie zuerst, dass er verletzungsträchtig ist und viel Geld und Zeit kostet.

Hüten Sie sich vor „Psycho-Smog" und meiden Sie die gesundheitsschädigende Wirkung der von außen an Sie herangetragenen Probleme und Krisen anderer Menschen. Das ist kein Aufruf zu Hartherzigkeit und Egoismus, im Gegenteil: Nächstenliebe und Hilfsbereitschaft sind elementare Lebenstugenden, die besonders glücklich machen.

Doch solchen Menschen, die ständig missmutig sind und mit ihren Gesprächen und ihrer Anwesenheit die Atmosphäre vergiften, können auch Sie nicht helfen. Sie sollten lieber darauf achten, nicht mit ihnen unterzugehen.

Mein Tipp

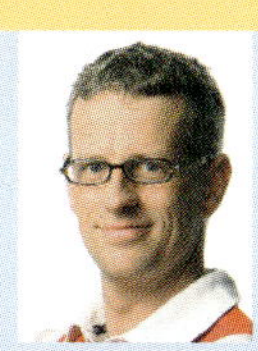

Muten Sie sich in Zeiten, in denen es Ihnen persönlich schlecht geht, nicht zu viel zu. Meiden Sie die Gesellschaft von emotionalen „Müllproduzenten", also von Menschen, die ihre Sorgen bei Ihnen abladen. Sie werfen Ihren Hausmüll ja auch nicht einfach in Nachbars Garten, oder?

Stresspuffer Freundschaft Eines der eindrucksvollsten Ergebnisse der Stressforschung ist die Tatsache, dass gute zwischenmenschliche Beziehungen im Gehirn detailliert gespeichert werden. Sie sind der gesündeste und natürlichste Schutzfaktor gegen körperlichen und mentalen Stress. Leider gilt hier auch der Umkehrschluss: Konflikte und problembeladene Beziehungen schädigen Ihre Gesundheit und erhöhen das Krankheitsrisiko. Das Leben ist ein Teamsport, kein Mensch lebt allein. Es liegt an Ihnen, sich Ihr Team auszusuchen, mit dem Sie ein glückliches, gesundes Leben führen können. Nicht in allen Bereichen ist das möglich, vor allem das berufliche Umfeld ist nicht einfach austauschbar. Wer aber erkennt, dass dort viel negatives Potenzial vorhanden ist, sollte um einen Ausgleich bemüht sein. Hobbys wie Gartenarbeit oder Malen, die entspannen und zu Zufriedenheit und Ausgeglichenheit führen, sind sinnvoll. Körperliche, sportliche Aktivität ist aus gesundheitlicher Sicht allerdings noch besser, weil man den Stress geistig und körperlich abpuffern kann. Hierfür eignen sich eher Ausdauersportarten ohne jeglichen Zeitdruck, also kein Wettkampf. Wettkämpfe können eine Drucksituation darstellen, deren entspannende Komponente nur dann erlebt wird, wenn das Ergebnis positiv ausfällt. Eine unglückliche Niederlage gegen einen schlechten Gegner baut noch mehr Ärger- und Stresspotenzial auf.

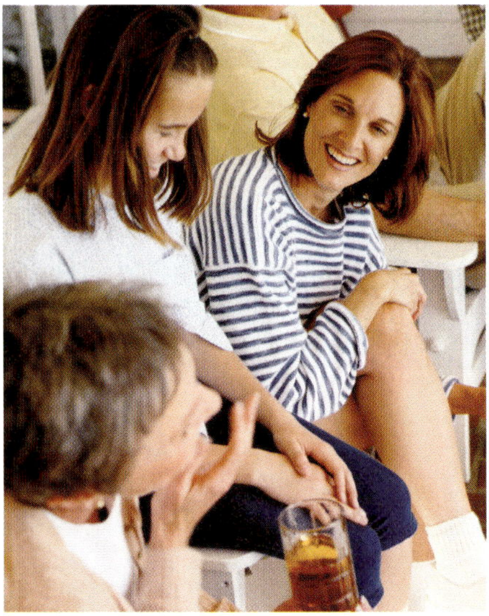

Achtung

Tut Ihnen Ihr Umfeld im Hinblick auf Ihren Bewegungstrieb gut? Oder werden Sie mehr gehemmt als unterstützt, vielleicht sogar regelrecht boykottiert? Welche Einstellungen weist Ihr unmittelbares Umfeld auf (dazu gehören Lebenspartner, Familie, Freunde und Arbeitskollegen)?

Welche Konsequenzen könnte man aus dieser wissenschaftlich fundierten Tatsache ziehen? Ob Sie wollen oder nicht, das Umfeld beeinflusst Ihre Vorstellungen von der Welt sowie Ihre persönlichen Gefühle.

◀ Gute Freunde schützen vor Stress.

Das erste Mal

Wer Dinge zum ersten Mal tut, erlebt diese besonders intensiv. Meinen ersten Marathonlauf in Berlin werde ich niemals vergessen, und zwar nicht nur, weil es der längste Lauf war. Man betritt absolutes Neuland und ist emotional stark eingebunden. Für die weitere Motivation kann das erste Mal förderlich sein, wenn es Spaß gemacht hat und wenn man es körperlich gut überstanden hat.

Wer schlecht vorbereitet an eine solche Veranstaltung herangeht, kann Bekanntschaft machen mit Krämpfen, Blasen und blutigen Füßen, oder auch mit Magenproblemen bis hin zum Erbrechen. Auch das ist eine Möglichkeit, das erste Mal in Erinnerung zu behalten, gewiss aber nicht die beste.

Wie haben Sie das erste Schwimmen, Skilaufen oder den ersten Besuch im Fitness-Center erlebt? Hatten Sie Angst, haben Sie sich ein Bein gebrochen oder fiel Ihnen die Hantel mit ohrenbetäubendem Krachen auf den Boden, nach dem Motto „Im Mittelpunkt des ganzen Studios, wenn auch nur für Sekunden“? Negative Emotionen wie Angst, Scham und Ekel sind ganz sicher große Barrieren für eine gute Bewertung dieser Veranstaltungen und werden uns in Zukunft davon abhalten, uns so etwas noch einmal anzutun. Eine solche eingebaute Hemmung benötigt eine sehr hohe Motivation für ein „zweites Mal“.

Mit einer versteckten Hemmung umgehen Generell gilt: Was Sie sich angeeignet haben, können Sie auch wieder

Vom Wunsch zur aktiven Handlung

HINTERGRUND

Im Jahre 49 vor Christus steht der Prokonsul Gaius Julius Caesar mit seinen Truppen zwischen Ravenna und Rimini an einem kleinen Flüsschen mit Namen Rubikon. Die Entscheidung, die er für sich und seine Truppen zu treffen hat, fällt ihm schwer:

Er möchte zurück nach Rom, dem Mittelpunkt seines Lebens, doch hohe Steuerschulden und Prozesse wegen seiner Amtsausübung drohen, seine Karriere und seinen Wohlstand zu zerstören. Löst er seine in Gallien so erfolgreichen Truppen nicht auf, provoziert er die stärkste Macht in der damaligen Welt, Rom. Den Rubikon bewaffnet nach Süden zu überschreiten käme einer Kriegserklärung an Rom gleich.

Caesar hat die Wahl zwischen Pest und Cholera. Die Würfel sind gefallen, Caesar trifft seine Entscheidung und überschreitet den Rubikon. Diese Entscheidung kann er nicht mehr revidieren. Der Rubikon wird als Metapher gesehen für das Überschreiten der Grenze vom Wunsch zur aktiven Handlung mit allen Konsequenzen.

loswerden. Am besten ersetzen Sie das Grauen des ersten Mals durch einen besseren zweiten Versuch. Das sollte Ihnen angesichts des misslungenen ersten Anlaufs doch leicht fallen. Vor allem, weil Sie von dieser Aktion nicht viel Positives erwarten werden. Lernen Sie aus den Fehlern der Vergangenheit.

Verändern Sie Ihr Umfeld, oder trainieren Sie zu einem anderen Zeitpunkt, der Ihrem Biorhythmus entgegenkommt. Vielleicht sollten Sie für den Anfang allein trainieren und eine Sportgruppe meiden, falls sie beim letzen Mal bei Ihnen Unbehagen ausgelöst hat. Laufen Sie keinen Marathon mit neuen Textilien oder gar neuen Schuhen. Sehen Sie zu, dass Ihre Kleidung passt, nichts reibt oder schmerzt, sonst wird Ihnen dieser erste Lauf in schlechter Erinnerung bleiben. Die Tricks und Kniffe, wie Sie sich am besten präparieren, erzählt Ihnen jeder Sportler gerne.

Überzeugungen für sich nutzen Was können Sie gewinnen, wenn Sie sich einer Überzeugung bewusst geworden sind? Sie lernen sich besser kennen und verstehen Ihr eigenes Verhalten. Das ist die Grundvoraussetzung dafür, Dinge im Leben erfolgreich zu verändern. Thomas von Aquin sagte: „Für Wunder muss man beten, für Veränderung aber arbeiten." Schaffen Sie mit neuen veränderungsfreundlichen Überzeugungen einen guten Nährboden. Die Erkenntnis

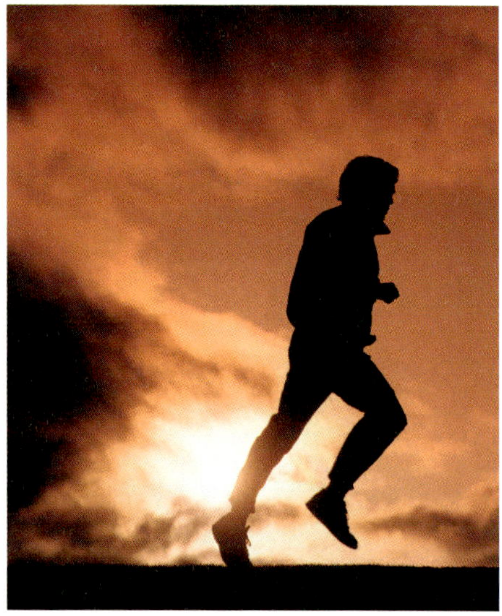

▲ Trainieren Sie zu Zeiten, die Ihrem Biorhythmus entgegenkommen.

Ihrer Überzeugungen gibt Ihnen wieder Selbstvertrauen, weil Sie wissen, was Sie tun müssen, um Misserfolge zu vermeiden und Erfolge zu entwickeln. Sport bietet Ihnen die Möglichkeit, Disziplin zu erlernen, denn diese benötigen Sie für einen langfristigen Trainingserfolg. Falls Ihr Tag etwa durch den Verlust des Arbeitsplatzes zu unstrukturiert und unregelmäßig verläuft, bekommen Sie mithilfe eines regelmäßigen Trainingsrhythmus wieder ein Gefühl für einen geordneten Lebensalltag. In den Tag hineinzuleben, mag für die ersten zwei oder drei Wochen eine Wohltat sein, auf Dauer ist ein ungeordneter Alltag jedoch eher frustrierend und die Vorstufe zu Langeweile und Depressionen.

Und was wird aus Ihrem Leben, wenn Sie so phlegmatisch bleiben? Die Probleme der Vergangenheit werden auch die Probleme der Zukunft sein. Aus kleinen Problemen werden große: Herzschmerzen können Anzeichen eines drohenden Infarkts sein, aus einer unbeweglichen Schulter kann eine Schulterarthrose erwachsen, aus einem Bauchansatz wird ein Bauch und wo man ehemals noch Muskeln sah, bleiben schlaffe Oberarme übrig. Halten Sie es mit Albert Einstein. Der sagte, dass man die Probleme niemals allein mit der Denkweise lösen wird, durch die sie entstanden sind.

- Denken Sie um. Antworten auf Ihre Probleme und deren Lösungen ergeben sich dann von selbst.

Mit neuen Überzeugungen wie „Sport kann mir doch was bringen!“ oder „Mal sehen wie ich mich fühle, wenn ich beweglicher bin und mir die Schnürsenkel wieder binden kann“ fixieren Sie sich eher auf Lösungen als auf Probleme. Der amerikanische Psychologe Abraham Maslow beschreibt dieses Phänomen wie folgt: „Ist Ihr einziges Werkzeug ein Hammer, sehen leicht alle Probleme wie Nägel aus.“

Kennen Sie das wichtigste (Vor-) Urteil in Ihrem Leben?

Das (Vor-)Urteil, das Sie in Ihrem Leben am stärksten beeinflusst, ist die Beurteilung Ihrer eigenen Person. Sind Sie sich wohl gesinnt und vertrauen sich und Ihren Entscheidungen? Welche Selbstgespräche führen Sie? Spornen Sie sich an, oder schwelgen Sie in Selbstmitleid? Mit keinem anderen Menschen unterhalten Sie sich so oft, intensiv und ehrlich wie mit sich selbst. Die Meinung über sich selbst bremst Ihr Leben oder fördert Ihre Entwicklung und Ihr Lebensglück. Wenn schon Sie sich nichts zutrauen, wer soll dann an Sie glauben? Lösen Sie die Handbremse negativer Einstellungen. Geben Sie sich einen Vertrauenskredit. Selbst wenn Sie bislang nicht überzeugt sind, ein „Talent“ für Bewegung zu haben, tun Sie einfach so, als hätten Sie es, und leben Sie danach.

Erst eigene Erfahrungen führen zu einer gefestigten und langfristigen Überzeugungsveränderung. Erlebte Ansichten sind stabiler als die Meinung anderer Menschen, und so wird Sie nicht jeder dahergelaufene Anti-Sportler in Selbstzweifel stürzen können. *Sie* wissen es aus eigener Erfahrung besser.

Mein Tipp

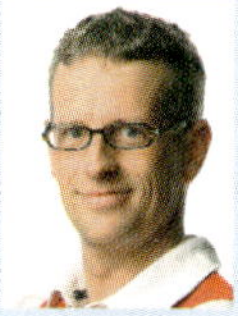

Menschen übernehmen viel eher Ansichten in ihr Denk- und Wertesystem, die sie durch Erfahrung gelernt haben. Das heißt: Ihre Chance zur Einstellungsveränderung liegt vor allem im eigenen Handeln.

Die meisten Menschen unterschätzen ihr Veränderungs- und Wachstumspotenzial. Machen Sie es anders! Bremsen Sie sich nicht selbst aus. Kollegen, Freunde oder Familie spüren Ihr „Selbstmisstrauen" und werden Ihnen infolgedessen auch weniger zutrauen. Wer fragt schon einen unsicheren Menschen um Rat, wer fühlt sich bei ihm sicher und gibt ihm interessante Aufgaben?

Ärger macht krank

Medizinische Studien zeigen, dass die Gesundheit wesentlich mehr von den „weichen" Faktoren, wie zwischenmenschlichen Schwierigkeiten und sozialen Konflikten, bestimmt wird, als wir glauben. Viele Menschen kennen die „harten Risikofaktoren" für ihre Gesundheit, wie zum Beispiel Passivrauchen, unterschätzen aber das Risiko von ständigem Ärger und Streit mit Kollegen, in der Partnerschaft oder der Familie. Die Bedrohung Ihrer Gesundheit kommt zunehmend aus einer Ecke, die man erst wahrnimmt, wenn der Körper mit Alarmreaktionen wie Herzrasen, Atemnot oder Angst vor einer Herzattacke reagiert, obwohl keine medizinisch nachweisbaren Ursachen für diese Symptome vorliegen. Umso wichtiger ist es, Disharmonien zu erkennen. Nur dann kann man mental an diesen Problemen arbeiten und kreative Lösungen finden.

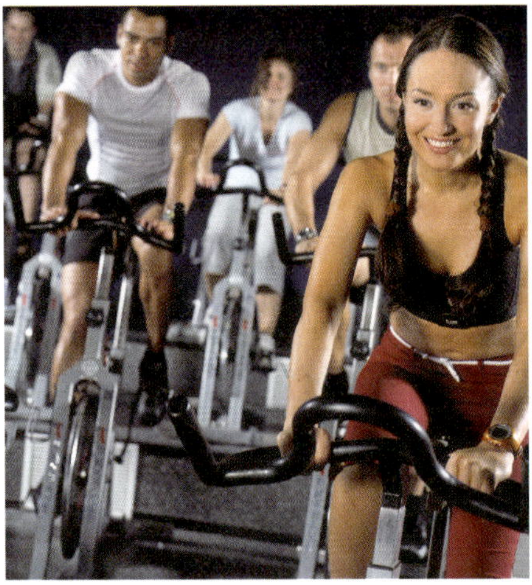

▲ Bewegung sorgt für positive Gefühle. Radeln Sie sich Ihren Ärger von der Seele.

Mein Tipp

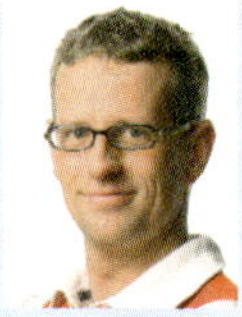

Die alles entscheidende Frage, die Sie sich stellen müssen, lautet: Wie wollen Sie sich zukünftig verhalten und bewerten, als Opfer Ihrer Vergangenheit? Oder als freier Gestalter Ihrer Zukunft mit Veränderungspotenzial?

Sport und Bewegung rufen positive Gefühle hervor, die der Gesundheit äußerst dienlich sind. Sie bauen seelische Belastungen ab und steigern zugleich die körperliche Belastbarkeit. Der menschliche Organismus schlägt immer dann Alarm, wenn Situationen entweder mental oder körperlich mehr von ihm fordern, als er zu leisten in der Lage ist. Ausdauersportler hingegen entspannen hervorragend, und zwar körperlich und geistig.

Die 3 Bewegungstypen

Im Folgenden werde ich Ihnen die „Bewegungstypen" vorstellen, die in der Praxis am häufigsten vorkommen. Sie alle sind das „Produkt" ihrer eigenen Erfahrungen und Bewertungsschemata. Das unterschiedliche Verhalten und Denken spiegelt sich nicht nur im Sport wider, sondern wirkt sich auf viele Lebensbereiche aus. Zu allen Schubladen, die hier aufgemacht werden, muss man einschränkend bemerken, dass es auch immer Ausnahmen von der Regel gibt und vor allen Dingen auch Mischtypen. Sicher werden Sie sich in dem einen oder anderen Typus wiedererkennen.

Typ A: Der Erfolgs- oder Zitronen-Typ

Dieser Typ ist beruflich sehr erfolgreich und strukturiert. Privat gibt es aber einige Defizite, ordnet er doch alles dem beruflichen Erfolg unter. Rückenschmerzen, Schmerzen im Ellenbogen oder Kopfschmerzen sind für den Erfolgstypen normale Körpersymptome, für deren Beachtung oder Behandlung er sich erst Zeit nimmt, wenn die Schmerzen nicht mehr auszuhalten sind. Er presst seinen Körper wie eine Zitrone aus, bis nichts mehr geht. Burn-out-Syndrom oder Stress-Depressionen sind unweigerlich die Folge. Zu wenig Zeit für Familie, Freunde, Sport oder Gesundheit zu haben, macht ihm in besinnlichen Momenten schwer zu schaffen. Jene Menschen nehmen sich wenig Zeit, ihr Leben kritisch zu überdenken.

Häufig können nur schwere Krisen wie ein Herzinfarkt oder die Trennung vom Lebenspartner eine Veränderung zum Guten in Gang bringen. Meist hören sie noch nicht einmal auf den Rat ihres Arztes, sich gesünder zu ernähren und mehr Sport zu treiben. Einige Erfolgstypen waren früher begeisterte Leistungssportler. Mit ein wenig Nachdenken wissen sie eigentlich, dass ihnen Sport und Bewegung gut tun. Doch ein Charakterzug steht ihnen oft im Weg: ihre Maßlosigkeit. Wenn der Erfolgstyp etwas macht, dann „richtig", von null Training auf tägliche sportliche Betätigung.

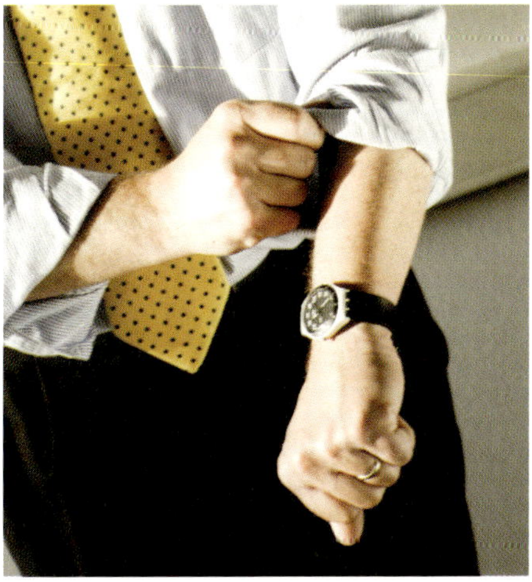

▲ Der Erfolgs-Typ: immer unter Zeitdruck.

Achtung

Übertriebener Ehrgeiz kann zu Verletzungen und Überlastungsproblemen führen. Bereits nach einer kurzen, aber sehr heftigen Sportphase hören diese Menschen auf, weil sie – meist schmerzbedingt – zu der Überzeugung gelangt sind, dass Bewegung ihnen doch nicht gut tut.

Wie wirkt sich sein Verhalten auf Familie und Freunde aus? Da er sich zu wenig Zeit für soziale Kontakte nimmt, entstehen hier Schwierigkeiten, die den Erfolgstypen stark belasten. Beziehungsprobleme binden Energie, die er eigentlich im Beruf braucht. Der berufliche Stress wird auch nicht mehr von einem guten emotionalen Umfeld abgepuffert. Er ist schnell auf „Hundertachtzig" und kann weder privat noch im Job gelassen reagieren.

Wie wirkt sich sein Verhalten im Beruf aus? Wenn der Erfolgs-Typ sich körperlich hängen lässt, ist er nicht so belastbar, wie er bei guter Verfassung sein könnte. Ständig auftretende Rücken- und Nackenschmerzen lenken ihn ab, sodass seine Konzentrations- und seine geistige Leistungsfähigkeit darunter leiden. Einen Teil seiner wenigen freien Zeit verbringt er beim Arzt oder Chiropraktiker, um die akutesten körperlichen Leiden zu beheben. Ein Bandscheibenvorfall fordert eben seinen Tribut.

Fazit Die Erfolgs- und Zitronen-Typen sind Auslaufmodelle, man kann seinen Körper eben nur begrenzte Zeit derartigem Raubbau aussetzen. Je älter sie werden, umso eher merken sie den Verfall ihres Körpers. Risikofaktoren wie Übergewicht, Rauchen, Stress, keine Entspannungsphasen und mangelnde Bewegung addieren sich nicht nur in ihrer Schädlichkeit auf den Organismus, sie potenzieren sich.

Aus dem ehemaligen „Hochleister", der mit wenig Schlaf, Essen und Urlaub auskam, wird der „Niedrigleister", der immer häufiger krank, schlecht gelaunt und unkonzentriert seine Arbeit ver-

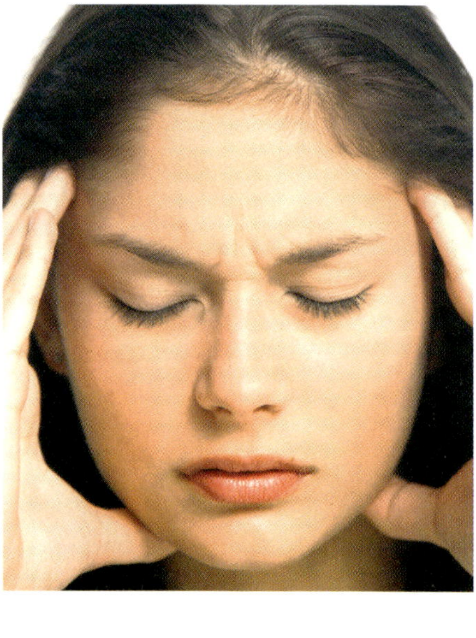

▶ Konzentrationsschwäche und Müdigkeit sind ernst zu nehmende Warnsignale.

Info

Ein bekannter Zitronen-Typ

Auch Winston Churchill, bekennender Whiskeytrinker und Zigarrenraucher, musste die Nachteile seiner Lebensweise erkennen. Laut Aussage seines Leibarztes Dr. C. W. Lord Moran rauchte, aß und trank er maßlos. 1941 hatte er einen schweren Herzanfall, zwei Jahre später den nächsten. Im Sommer 1949 ereilte ihn der erste Schlaganfall, weitere folgten. Zudem quälten ihn im Alter schwere Depressionen, die er „black dog“ nannte.

Churchill ist die Parade-Ausrede dafür, keinen Sport zu treiben. „Schaut euch den Mann an, er ist 91 Jahre alt geworden, und das mit „No sports“ und extrem ungesunder Lebensweise.“ Wer hier nur auf die Lebensjahre schaut, behält Recht. Doch wie steht es mit der Lebensqualität? Hatte er ein schönes Leben, oder hat er nur mehr schlecht als recht gelebt?

richtet. Die zunehmenden Krankheiten rauben ihm körperlich wie mental Kraft. Er muss sich gezwungenermaßen immer mehr mit sich und seinem Körper auseinander setzen und hat dadurch weniger Zeit für den Beruf und sein Umfeld.

Da dieser Typus körperlich – und bei ausbleibendem beruflichen Erfolg auch mental – „auf Pump“ lebt, ist der Kredit irgendwann einmal aufgebraucht. Er steht vor dem Nichts bzw. einem Schuldenberg in Form gescheiterter sozialer Beziehungen, eines heruntergewirtschafteten Organismus und der Frage nach dem Sinn des Ganzen.

Warnsignale für den Erfolgs-Typ Sie fühlen sich immer häufiger müde und energielos. Sie spüren, dass der Leistungs- und Arbeitsdruck immer größer wird, Körper und Geist diesem Tempo jedoch nicht mehr standhalten. Sie treffen mehr Fehlentscheidungen und sind schneller gereizt als sonst. Ihr Arzt rät Ihnen, sich sorgsamer um Ihre Gesundheit zu kümmern. Sie schlafen schlecht, sind unausgeglichen und lustlos. Kurzum: Ihr Leben macht Ihnen momentan zu wenig Freude.

Treffen einige der oben aufgezählten Anzeichen auf Sie zu, sollten Sie sich überlegen, etwas dagegen zu tun. Körperliche Bewegung bietet Ihnen die Möglichkeit, neue Energien und mehr Lebensfreude zu entwickeln und aus diesem Teufelskreis auszubrechen.

Typ B: Der Ängstliche oder Cocon-Typ

In der Psychologie wird er auch der „Furcht-vor-dem-Misserfolg-Typ“ genannt. Bevor er mit etwas beginnt, möchte er wissen, ob es sich auch lohnt. Trotz wissenschaftlicher Studien zum positiven Nutzen von Bewegung für die

Stärkung der Nackenmuskulatur

Hintere und seitliche Nackenmuskulatur

Fördert: die Kräftigung der hinteren Nackenmuskulatur, steigert die Belastbarkeit.
Hilft besonders bei: Schmerzen im Nacken, vor allem im Bereich des mittleren Abschnitts, Kopfschmerzen.
Auslöser für die Beschwerden: einseitige Belastungen an Computerarbeitsplätzen, Verspannungen durch Windzug oder Auskühlung nach schweißtreibenden Tätigkeiten, einseitige Drehbewegungen an Arbeitplätzen (nur nach rechts).

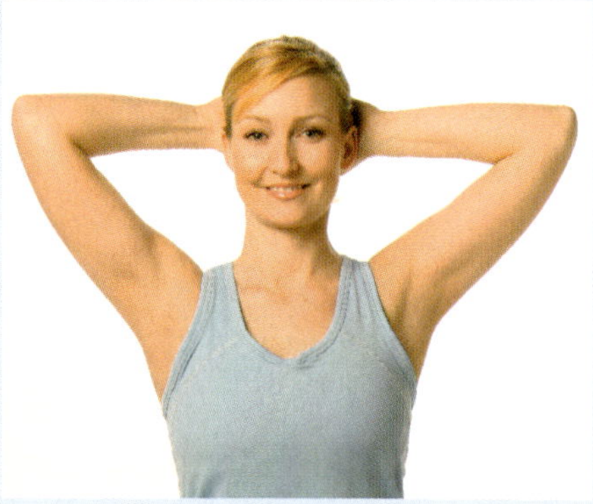

Wichtig
Hier zählt die Haltezeit!

Statische Kraftübungen oder auch Anspannungsübungen zeichnen sich durch einfache Umsetzbarkeit und geringen Materialaufwand aus. Sie lassen sich überall ausführen, da Sie nur eine Uhr zum Stoppen der Haltezeit benötigen. Die von mir ausgewählten Übungen lassen sich auch am Arbeitsplatz sehr gut umsetzen. Im Gegensatz zu Kraftübungen mit größerem Bewegungsradius zählt im Anspannungs-Krafttraining nicht die Zahl der Wiederholungen, sondern die Haltezeit. Je länger die Haltezeit, desto größer die Intensität, weil mit zunehmender Anspannungszeit die Übung schwerer wird. Stellen oder setzen Sie sich so hin, dass Sie während der Übung eine Uhr im Blick haben.

Kräftigung der hinteren Nackenmuskulatur

- Legen Sie beide Hände an den Hinterkopf, und drücken Sie nun den Kopf aktiv nach hinten, spannen Sie dabei die hintere Nackenmuskulatur an.
- Spannen Sie ebenfalls Ihre Hände an, um den Kopf in Verlängerung der Wirbelsäule zu halten.

Achtung
Wenn Ihnen während der Übung womöglich schwindlig wird, hören Sie sofort damit auf.

- Atmen Sie normal durch, während Sie die Nacken- und Armmuskeln anspannen.
- Vermeiden Sie eine ungesunde Pressatmung, und halten Sie auf keinen Fall den Atem an.

Haltezeit:
Fangen Sie mit einer Haltezeit von 10–15 Sekunden pro Satz an. Machen Sie am Anfang 1–2 Sätze und später 2–3.

Zwischen den Sätzen können Sie die Mobilisations- und Beweglichkeitsübungen der Seiten 75 und 77 für den Schulter-Nacken-Bereich machen.

Kräftigung der seitlichen Nackenmuskulatur

Fördert: die Kräftigung der seitlichen Nackenmuskulatur, steigert die Belastbarkeit.
Hilft besonders bei: Schmerzen im Nacken, vor allem im seitlichen Bereich, Kopfschmerzen.
Auslöser für die Beschwerden: einseitige Belastungen an Computerarbeitsplätzen, Verspannungen bedingt durch Windzug oder Auskühlung nach schweißtreibenden Tätigkeiten, einseitige Drehbewegungen an Arbeitsplätzen (nur Drehungen nach rechts).

- Legen Sie eine Hand seitlich in Höhe des Ohres an Ihren Kopf.
- Drücken Sie nun den Kopf aktiv gegen die Hand zur Seite.
- Spannen Sie dabei die seitliche Nackenmuskulatur an.
- Spannen Sie die am Kopf anliegende Hand ebenfalls an, um den Kopf in Verlängerung der Wirbelsäule gerade zu halten.

Falls Ihnen während der Übung schwindlig werden sollte, hören Sie sofort damit auf.

Achtung
Atmen Sie normal durch, während Sie die Nacken- und Armmuskeln anspannen. Vermeiden Sie eine ungesunde Pressatmung, und halten Sie nicht den Atem an.

Haltezeit:
Fangen Sie mit einer Haltezeit von 10–15 Sekunden pro Satz an. Machen Sie am Anfang 1–2 Sätze, später 2–3. Zwischen den Sätzen können Sie die Mobilisations- und Beweglichkeitsübungen der Seiten 76 und 77 für den Schulter-Nacken-Bereich machen.

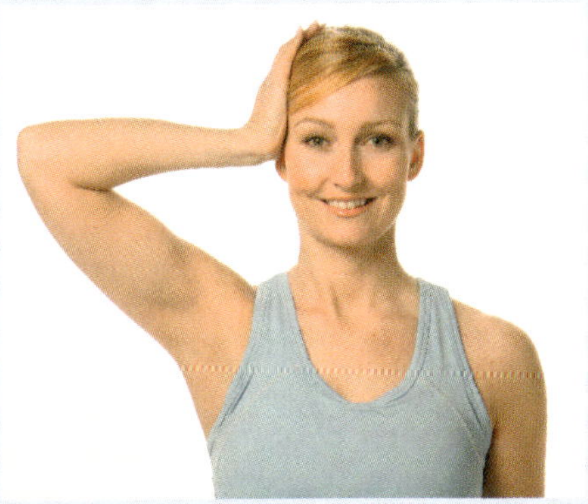

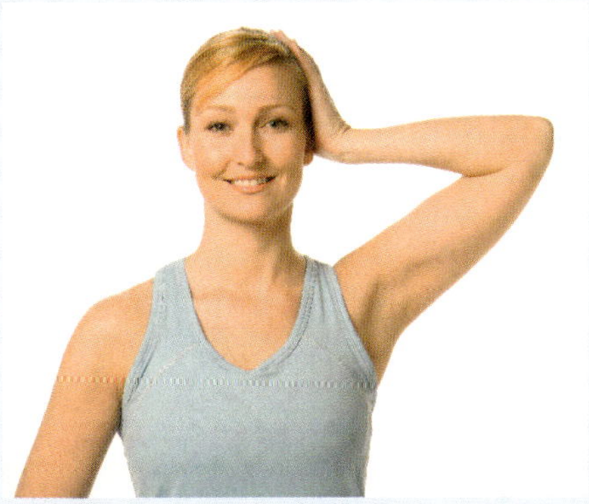

Gesundheit zweifelt er daran. Eine seiner typischen Fragen lautet: „Funktioniert das auch bei meinem Körper?" Äußerst kritisch überprüft er die Aussagen der Fitness-Branche und erkennt nach vier Trainingseinheiten an sich noch keine optischen Veränderungen.

Er braucht die völlige Sicherheit über die Ergebnisse. Ganz klar, dass er zuerst die Schwierigkeiten einer Situation oder Aufgabe sieht und nicht die Chancen, die sich damit für ihn verbinden. Die Angst vor Misserfolg und Versagen bestimmt seine Entscheidungen, denn aufgrund fehlender Erfolge in der Vergangenheit ist sein Selbstbewusstsein sehr gering. Andere trauen ihm mehr zu als er sich selbst. Leider verliert er schnell den Rhythmus, und selbst kleinste Schwierigkeiten oder Probleme lassen ihn am Sinn des Ziels zweifeln. Immer wieder beginnt er mit Sport, doch schon leichter Muskelkater verunsichert ihn. Für Miesmacher und Schwarzseher ist er eine leicht zu beeinflussende Beute.

Zusätzlich negativ auf sein Leben wirkt sich auch eine verschobene „Bezugsgrößenebene" aus.

- Jeder Mensch braucht Bezugsgrößen, um Situationen oder Dinge besser einordnen zu können.

Was heißt das? In Bezug auf Bewegung und Sport vergleicht sich der ängstliche Typ häufig mit Leistungssportlern oder Personen mit besonderen Fähigkeiten. Der große Leistungsunterschied zu den beschriebenen Personen führt zu Frustration. „Bis ich dahin komme, dauert es doch ewig!", bzw. „Das schaffe ich nie!" Wenn die Trauben so hoch hängen, wenn das Ziel so weit entfernt ist, führt das dazu, dass man gar nicht erst versucht, es zu erreichen. Jede nach vorn gerichtete Aktivität wird im Keim erstickt.

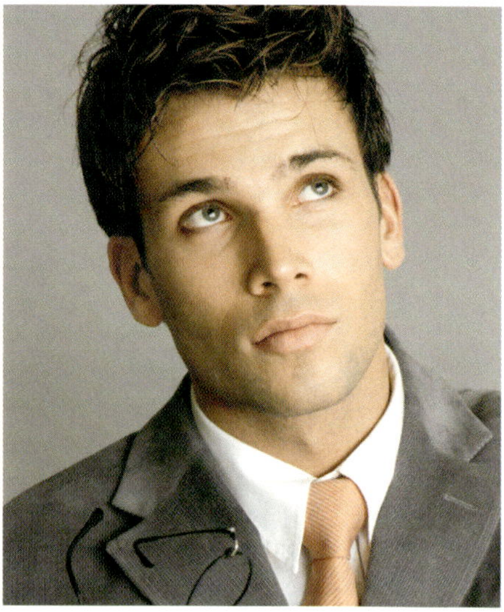

▲ Wer sich selbst nichts zutraut, dem traut auch kein anderer etwas zu.

Wie wirkt sich sein Verhalten auf Familie und Freunde aus? Die eher schlechte Grundstimmung des Cocon-Typs wirkt auf Dauer ansteckend. Probleme werden nur selten angepackt, sondern eher verdrängt und zeigen sich irgendwann einmal übermächtig und unlösbar. Er fühlt sich nicht wohl in Gesellschaft und glaubt, bei anderen auf Ablehnung zu stoßen.

Wie wirkt sich sein Verhalten im Beruf aus? Irgendwie wird er in der Beförderungshierarchie trotz guter solider Leistungen übergangen. Der Umgang mit Mitarbeitern und seinem Chef fällt ihm schwer. Nur mit Grauen denkt er an Präsentationen oder Vorträge, die er halten muss. Sein Job belastet ihn, weil immer neue und höhere Anforderungen an ihn gestellt werden. Er fragt sich, ob er das alles bewältigen kann.

Jede Entscheidung überdenkt er mehrfach und ist dann am Ende mit der getroffenen nicht zufrieden. Seine Angst vor Entlassung und damit verbundener langer Arbeitslosigkeit führt zu Fehlentscheidungen, Nervosität und großem Stress. Er fühlt sich als Opfer seiner eigenen Firma, einer menschenverachtenden Wirtschaft und skrupelloser Politiker.

Fazit Der Ängstliche ist rückwärts gerichtet, nach dem Motto „Wenn doch alles so bleiben könnte wie bisher!“. Ebenso wie der Erfolgstyp ist auch er ein Auslaufmodell. Die sich immer schneller drehende Welt mit ständig neuen geistigen und körperlichen Anforderungen führt bei ihm entweder zu einem Rückzug aus dem aktiven Leben, sprich zu Depression, oder zu einer mutigeren Lebensstrategie.

Warnsignale für den Cocon-Typ Seine Zukunft beunruhigt ihn immer mehr. Ängste bestimmen seinen Alltag, und die Hoffnung auf ein gutes Leben schwindet zusehends. Er wird häufiger krank und geht auch nicht mehr gern abends aus. Schon Sonntagnachmittag geht es ihm körperlich und mental schlechter, der Montag naht. Allein der Gedanke an seine Arbeit löst Beklemmungen aus.

Erkennen Sie sich teilweise wieder? Wenn ja, besteht für Sie die Chance, wieder mehr Kontrolle über Ihr Leben und die dazugehörigen Emotionen zu erlangen. Natürlich sollte Ihnen bewusst sein, dass dies eines Lernprozesses bedarf und nur mit nachhaltigem aktivem Handeln zu erreichen ist. Ein weiser Spruch des Schriftstellers und Philosophen Manès Sperber lautet: „Glück ist eine Überwindungsprämie.“ In diesem Sinne führt eigene Aktivität, auch wenn sie nicht immer Spaß macht, letztendlich zu einem gelungenen und glücklicheren Leben.

Typ C: Der Ratio-Typ

Der Ratio-Typ weiß intellektuell um den großen positiven Einfluss von Bewegung auf die körperliche Gesundheit. Er führt Sport wie eine Arbeitstätigkeit

Aus Hektik wird Ruhe

Soforthilfe bei akutem Stress und Nervosität

Fördert: Ruhe und Gelassenheit, verbessert Konzentration und Leistungsfähigkeit.
Hilft besonders bei: akutem Stress und Nervosität.
Auslöser der Stressbelastung: Sie kommen zu spät zu einem Meeting oder Vortrag; Sie sind unsicher, weil die Anforderungen neu für Sie sind; Sie haben Lampenfieber.

Nervosität und Stress lassen sich nicht gänzlich ausschalten. Auch routinierte Redner oder Manager werden nervös. Nur: Sie wissen eine intelligente Lösung, das heißt, sie verfügen über Handlungsmuster, um Stress oder die Belastungen abzubauen. Stress und Nervosität werden nur dann ein Problem, wenn man nicht damit umzugehen weiß.

Wenn Stress und Nervosität aufkommen:

- Setzen Sie sich eine Minute auf einen Stuhl und verharren bewegungslos in dieser Position.
- Achten Sie dabei auf Ihre Atmung, sie sollte tief und ruhig sein.
- Ob Sie nach vorn gebeugt und auf den Unterarmen aufgestützt oder lieber angelehnt sitzen, ist Ihre Entscheidung. In beiden Fällen schließen Sie Ihre Augen.

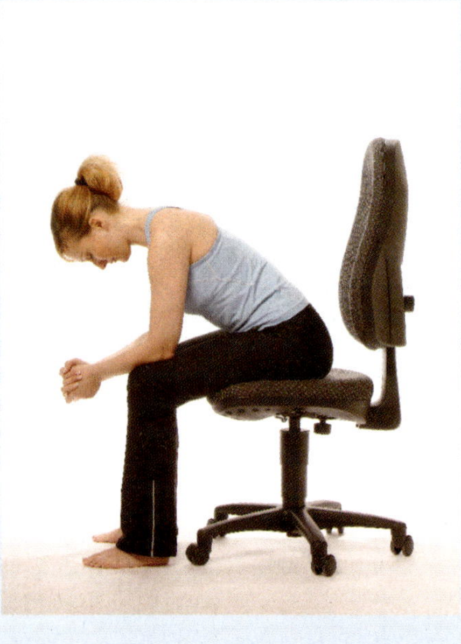

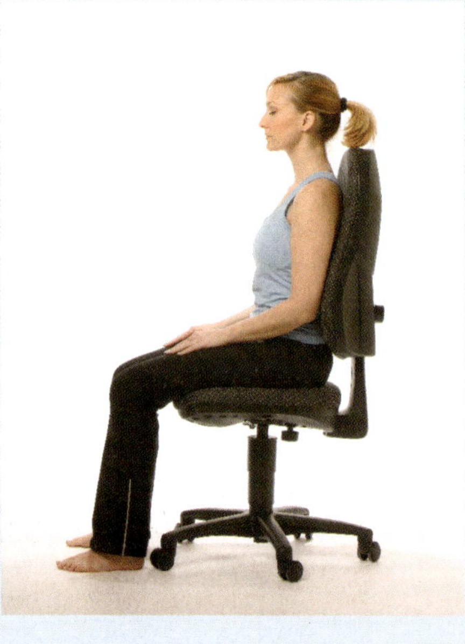

Die aktive Anti-Stress-Übung

Fördert: auf natürliche Weise den Stressabbau, unterstützt Ihre Muskulatur, gibt Ihnen das Selbstbewusstsein, auch in schwierigen Situationen zu bestehen.
Hilft besonders beim: Abbau überschüssiger „Ärgerenergie“: Sie drohen innerlich zu explodieren, fühlen sich hilflos, übernehmen die Opferrolle; eine Situation entgleitet Ihnen.
Auslöser der Stressbelastung: unvorhergesehene Probleme; zu hohe Leistungsanforderungen; Zeitdruck; aber auch zu niedrige Anforderungen (Überforderung durch Unterforderung) Langeweile, eintönige Arbeiten.

Bewegung war schon immer die natürliche Antwort auf Stress. Die folgende Übung puffert den neuzeitlichen Stress ab. Je zeitnaher die Übung auf die Stress auslösende Situation folgt, umso größer ist ihre Wirkung.

Wir bauen den Stress am besten mit einer Übung ab, die viele Muskeln beansprucht und infolgedessen den Menschen durch eine aktive Belastung beruhigt.

Die Übung ist einfach und überall auszuführen, weil Sie dazu nur Ihr Körpergewicht brauchen. Sie ist gleichzeitig eine Kräftigungsübung für die so genannte Beinstreckschlinge, die Oberschenkelvorderseite, die Pomuskulatur und die Wadenmuskulatur.

- Stellen Sie sich mit leicht gebeugten Knien schulterbreit vor Ihren Bürostuhl.
- Spannen Sie Ihre Rumpfmuskulatur, die Bauch- und Rückenmuskeln an, um den Körper zu stabilisieren.
- Senken Sie das Gesäß nach hinten ab, ohne sich auf den Stuhl zu setzen.
- Eine kurze Berührung ist erlaubt, die Beugung der Beine sollte nicht kleiner als 90° sein.
- Achten Sie darauf, dass Ihre Knie nicht über die Fußspitzen reichen.
- Die Kniegelenke bleiben auf der Höhe der Fußgelenke, sie bewegen sich weder nach außen noch nach innen.

Tipp

Das erreichen Sie, indem Sie den Oberkörper nach vorne beugen und die Arme zum Gewichtsausgleich nach vorne nehmen.

Atmen Sie beim Hochgehen aus.

Wiederholung:
Für den Anfang sollten 3-mal 8–10 Wiederholungen eine gute Belastung sein.

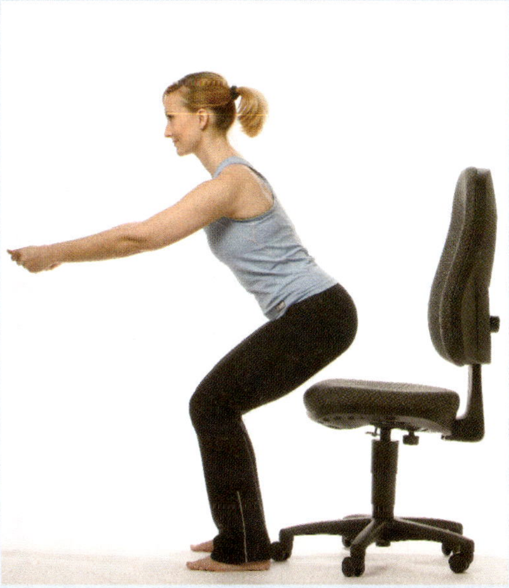

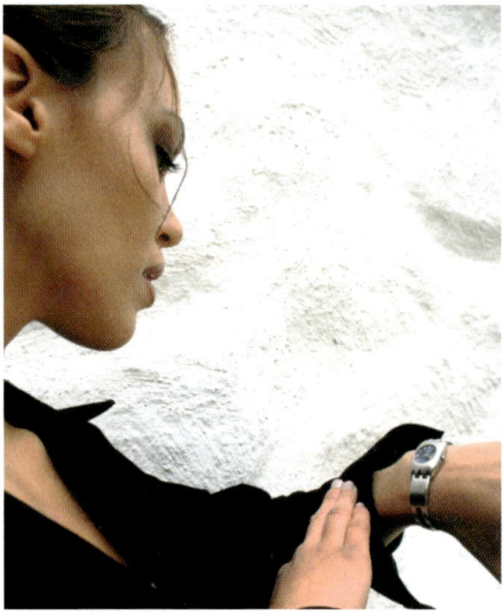

▲ Wieder keine Zeit für das Training gehabt ...

aus, meist ebenso emotionslos. Seine nüchterne Herangehensweise nimmt ihm die Möglichkeit, die andere, nämlich die gefühlsmäßige Seite der Bewegung zu erkennen. Rückentraining in einem Fitness-Studio und Walking sind seine favorisierten Sportarten. Der Unabhängigkeit wegen trainiert er gern allein. Doch häufig legt er Pausen von mehreren Wochen ein, wenn der innere Schweinehund wieder mal nicht besiegt werden konnte.

Motivationsprobleme sind für ihn ein Anzeichen mangelnder Selbstdisziplin, und das ärgert ihn gewaltig. Für Wettkämpfe oder Leistungssport will er sich nicht motivieren. Mehr als zwei Stunden pro Woche möchte er für Sport und Bewegung nicht „opfern". In guten, trainingsintensiven Phasen spürt er körperlich die Erfolge seiner Tätigkeit, wohingegen die trainingsfreien Zeiträume ihn am Sinn seines sportlichen Engagements zweifeln lassen. Eigentlich möchte er sich regelmäßiger bewegen, denn er weiß nicht, wie er sein Motivationsproblem lösen soll.

Wie wirkt sich sein Verhalten auf Familie und Freunde aus? Der Ratio-Typ fühlt sich in seinem sozialen Umfeld recht wohl. Grund zur Klage hat er eigentlich nicht. Trotzdem wünscht er sich eine intensivere Beziehung zu seinen Freunden, weil er immer häufiger Probleme hat, das Verhalten der anderen nachzuvollziehen. Dieser Typus wartet auf eine Initialzündung für einen neuen Lebensimpuls und wünscht sich insgeheim auch eine Belebung seines sozialen Umfeldes.

Wie wirkt sich sein Verhalten im Beruf aus? Die berufliche Weiterentwicklung ist etwas ins Stocken geraten. Manchmal kommt ihm der Gedanke, dass er mehr aus seinem Leben herausholen könnte. Er wünscht sich mehr „Drive" und Mut zu Veränderungen, doch er ist realistisch genug zu wissen, dass man dafür auch Einsatz zeigen muss. Seine Gefühle schwanken zwischen der Angst, das Vorhandene zu verlieren, und der Hoffnung auf eine interessante und herausfor-

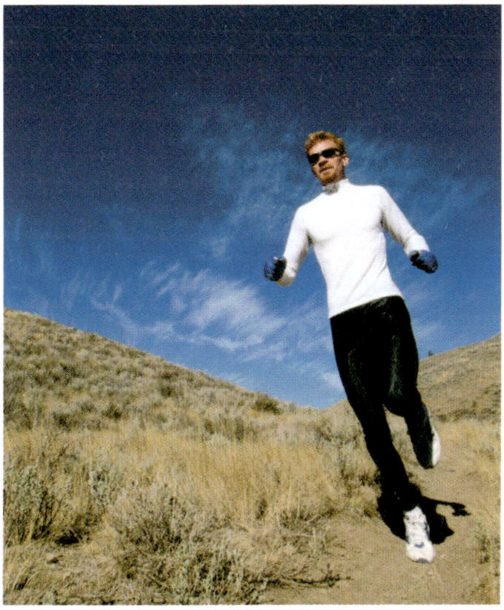

▲ Sie wissen, dass Sie etwas verändern sollten? Dann starten Sie durch!

dernde berufliche Zukunft. Der Verstand sagt ihm „Sei zufrieden mit dem was ist" und das Herz „Verändere Dich, denn es wird Dir gut tun".

Fazit Seine momentane Lebenssituation ist geprägt von einem wachsenden Gefühl der Langeweile und Gleichgültigkeit. Für positive Veränderungen fehlt ihm die körperliche Energie und die richtige mentale Einstellung.

Warnsignale für den Ratio-Typ Es gibt keine großen Probleme zu lösen, doch der Ratio-Typ ist intelligent genug zu wissen, dass auch aus dem einen oder anderen kleinen Problem ein größeres entstehen könnte.

Seine Lebensbahnen empfindet er als festgefahren. Er weiß um die Notwendigkeit einer Veränderung. Erkennen Sie sich in diesem Typus wieder? Dann starten Sie durch: Die „Geschenke der Bewegung", sich mental und körperlich gut zu fühlen, sowie die Aussicht auf mehr Energie und Lebensfreude werden Ihren Veränderungsdrang beflügeln.

Die neue Volkskrankheit: Stress

Viele Menschen leiden unter Stress, doch die meisten wissen nur sehr wenig über die Folgen, die weitreichender sind als bisher angenommen. Vor allem der direkte Zusammenhang zwischen Stress und Depressionen ist erst durch neuere Untersuchungen belegt worden.

Hat denn nicht jeder von uns Stress? Gehört das nicht zu unserem modernen Leben dazu? Gewiss, ein absolut stressfreies Leben scheint heute unmöglich zu sein, also stecken wir unser Ziel etwas niedriger.

Es gilt hier, eine Doppelstrategie anzuwenden: den Stress, wo es möglich ist, zu vermindern und parallel dazu Puffersysteme wie Hobbys, Sport und ein soziales Umfeld aufzubauen. Wenn

AUS DER PRAXIS

Testen Sie Ihr Stressniveau

Überprüfen Sie selbst, wie gestresst Sie sind. Zeigen sich bei Ihnen folgende Stress-Symptome?

Probleme körperlicher Art:

- ☐ Haben Sie häufige und länger anhaltende Erkältungsinfektionen?
- ☐ Bereiten Ihnen Herpesinfektionen Probleme?
- ☐ Leiden Sie an Hautproblemen?
- ☐ Haben Sie Magen-Darm-Beschwerden wie Durchfall oder Verstopfung?
- ☐ Schmerzt Ihre Rücken- bzw. Nackenmuskulatur?
- ☐ Schlafen Sie schlecht?
- ☐ Überkommen Sie manchmal Schwindelattacken?
- ☐ Leiden Sie an Bluthochdruck?
- ☐ Haben Sie eine hohe Ruhe-Herzfrequenz von über 85 Schlägen pro Minute?
- ☐ Bleibt Ihre Periode aus?
- ☐ Ist Ihre Wundheilung verzögert?

Probleme mentaler Art:

- ☐ Fühlen Sie sich immer häufiger erschöpft und energielos?
- ☐ Sind Sie im Umgang mit Menschen oft gereizt?
- ☐ Kennen Sie Störungen des sexuellen Antriebs?
- ☐ Werden Sie von anderen auf Ihre hastige und schnelle Sprache angesprochen?
- ☐ Fehlt Ihnen bei Projekten und Aktionen die Geduld?
- ☐ Verlieren Sie immer häufiger den Gesamtüberblick?
- ☐ Fühlen Sie sich manchmal wie gejagt oder wie auf der Flucht?
- ☐ Geht Ihnen immer mehr die Fähigkeit verloren, sich richtig zu entspannen?

Nur weil Sie bei zwei oder drei Symptomen mit Ja geantwortet haben, muss noch kein ausgeprägter gesundheitsschädigender Stress vorliegen. Es kann die Folge einer Erkältung oder Magen-Darm-Grippe sein.
Antworten Sie aber bei mehr als vier Symptomen mit Ja und können eine Krankheit ausschließen, sollten Sie sich mit dem Thema Stress und dessen Bewältigung selbstkritisch auseinander setzen.

schon der Beruf ein hohes Stresspotenzial aufweist, sollten zumindest die anderen, privaten Bereiche wie Familie, Freunde und Freizeit dieses nicht noch verstärken.

Das Privatleben sollte den Stress abpuffern. Stress und dessen Folgen haben so starke negative Auswirkungen auf die Lebensqualität, dass man ihn nicht als normal hinnehmen darf. Verleugnen nützt in diesem Fall auch nichts, da die Folgen so gravierend sind, dass Sie sich früher oder später mit den Stressauslösern auseinander setzen müssen, ob es Ihnen nun passt oder nicht.

Info

Stress ist deshalb so gefährlich, weil er ähnlich einem Kraken seine vielen Arme nutzt, um die verschiedenen Angriffsflächen unseres Organismus mit unzähligen kleinen Attacken anzugreifen.

Stress-Symptome zeigen sich auf drei verschiedenen Ebenen: Am auffälligsten für Sie selbst ist die körperliche Ebene, für Ihre Umwelt sind die Symptome auf der Verhaltensebene besser erkennbar. Meinen Ihre Kollegen, dass Sie sich negativ verändern, etwa sich unkoordiniert in die Arbeit hineinstürzen oder schlecht mit ihnen kommunizieren? Die Beurteilung der dritten Ebene, die der Gedanken und Gefühle, liegt wieder bei Ihnen allein. Was dachten und fühlten Sie in letzter Zeit? Waren Sie unzufriedener als sonst, hatten Sie Angst zu versagen, waren Sie traurig oder fühlten sich hilflos?

Hinterlistiger Stress

Wie hinterlistig der Stress ist, zeigt sich an der Tatsache, dass er sich nicht immer nur in der Belastungssituation, sondern gerade auch in Entlastungsphasen wie an Wochenenden oder im Urlaub bemerkbar macht. Wochen später, wenn Sie glauben, Ihre Probleme erfolgreich gelöst zu haben, tritt wie aus dem Nichts ein Bandscheibenvorfall auf. Muss der Organismus nicht mehr funktionieren, kann er sich mit sich selbst beschäftigen. Er spürt, dass Schmerzen jetzt sinnvoll sind, da der Mensch Zeit hat, diese wahrzunehmen und entsprechend zu reagieren.

Wann empfindet man Stress? Immer dann, wenn die Anforderungen aus den Bereichen Beruf, Familie und Freunde Ihre mentale und körperliche Leistungsfähigkeit überfordern. Bedenken Sie, dass auch ein Mangel an Reizen aus der Umwelt den Menschen überfordern kann. In diesem Fall spricht man von „Überforderung durch Unterforderung". Langeweile und ein Gefühl der Sinnlosigkeit sind ein Frontalangriff auf Ihr Selbstwertgefühl. Ein völliger Rückzug aus dem Leben, auch Depression genannt, kann die scheinbare „Lösung" Ihres Problems sein. Dabei ist es übrigens völlig egal, ob der Stress von außen an Sie herangetragen wird oder durch Ihre eigenen negativen Gedanken von innen produziert wird: Die Stress-Symptome sind die gleichen.

Stressige Phase oder Dauerstress?

Damit Sie mich recht verstehen: Ich spreche nicht von einer kurzen stressigen Phase zum Beispiel nach der Geburt eines Kindes oder dem Neuaufbau einer Firma, die nur ein oder zwei Monate andauert. Diese kurzen Phasen schädigen einen gesunden Körper nicht. Es ist vor allem der anhaltende Stress über Jahre, der so unerbittlich zuschlägt. Zuerst entwickelt sich aus einer Reihe angespannter Phasen Dauerstress. Sehr häufig gesellt sich dann noch eine stressbedingte Depression dazu. In der folgenden Zeit treten außerdem körperliche Krankheiten auf. Die Situation spitzt sich zu!

Die körperlichen Symptome treten in den Vordergrund, und der eigentliche Grund, der Dauerstress und die Depression, wird von vielen Ärzten nicht mehr erkannt. Die Rückenschmerzen nehmen zu und können trotz Operationen und einer Heerschar von Experten nicht erfolgreich behandelt werden. Der Patient wird als Hypochonder abgestempelt. Als Letztes bringt der Gang zu einem guten Psychiater oder Psychologen die ersehnte Lösung. Mit der Behandlung des Dauerstresses und der Depressionen verschwinden nach und nach auch die Rückenschmerzen. Ein Wunder ist geschehen? Der Psychiater ein Wunderheiler? Nein, er hat nur die wahre Ursache Ihrer Beschwerden erkannt: den Dauerstress.

Viele Ärzte und Experten sehen ausschließlich ihr Fachgebiet. Sie haben den Blick für den Menschen als Ganzes verloren und können die Puzzleteile nicht zusammenfügen. Sie konzentrieren sich auf die Symptome ihrer Disziplin. Der Einzige, der für alles die Verantwortung trägt und die Folgen ausbaden muss, der Einzige, der über das gesamte Chaos, das man Ihr Leben nennt, den Überblick hat, sind Sie selbst.

- Machen Sie anderen keine Vorwürfe, nur Sie können Ihre gesamte Lebenssituation überschauen.

Doch genug lamentiert: Es gilt, aus dem neuen Wissen endlich Kapital zu schlagen, nach vorne zu schauen und sensibler für die Zukunft zu werden. Die erfolgreichsten Tipps zum Abbau von Dauerstress finden Sie hier.

AUS DER PRAXIS

So bauen Sie Stress ab

Als Sofort-Hilfe bei akutem Stress vor einem wichtigen Termin empfehle ich die folgende Übung (s. S. 46):

- Verharren Sie bewegungslos, und schließen Sie Ihre Augen für eine Minute. Achten Sie dabei auf Ihre Atmung, sie sollte tief und ruhig sein.
- Bauen Sie einen kurzen Mittagsschlaf in Ihren Tagesrhythmus ein.

Ich weiß, dass das fast nur bei Selbstständigen und Außendienstlern möglich ist. Alle anderen sollten sich aber eine richtige Mittagspause gönnen und dazu den Arbeitsplatz möglichst verlassen.

Die zukünftige Volkskrankheit: Depression

Laut einer Untersuchung und Hochrechnung der Weltgesundheitsorganisation wird die Depression im Jahr 2020 neben den Herz-Kreislauf-Problemen zu den häufigsten Krankheiten gehören. Selbst wenn Sie keine großen Probleme mit depressiven Phasen haben, lesen Sie bitte weiter. Wer eine leichte oder unterschwellige Depression hat, trägt ein viermal höheres Risiko als andere, eine „richtige Depression“ zu bekommen.

Tipp

Finden Sie heraus, wo Ihre „Signalstelle“ für Stress liegt. Mithilfe dieser „roten Alarmlampe“ werden Sie sensibel, wenn der Stress zu groß wird und die Puffersysteme zu schwach sind.

Depressionen entstehen sehr oft nach schweren Krankheiten und erhöhen damit die Wahrscheinlichkeit, früher zu sterben. Probleme und Schmerzen treten bei Depressiven in allen Körperbereichen auf. Organprobleme des Verdauungstraktes sowie Rücken- und Kopfschmerzen lassen sich bei depressiven Menschen zwei- bis dreimal häufiger feststellen als bei gesunden.

Da grundsätzlich jedes Organ des Depressiven betroffen sein kann, liegt es an Ihnen, festzustellen, wo Ihr Stress-Organ liegt. Bei mir macht sich Stress vor allem mit einer verspannten Bauchmuskulatur und einem dazugehörigen „schlechten Bauch-Gefühl“ bemerkbar. Stelle ich dieses fest, leite ich möglichst frühzeitig in körperlicher und mentaler Hinsicht entspannende Maßnahmen ein.

Sportverweigerer versus Sportfan

Was, glauben Sie, ist der Unterschied zwischen Sportverweigerern und Menschen, die ohne körperliche Bewegung nicht leben können?

Die einen haben den enormen Wert körperlicher Bewegung für Körper und

Gut zu wissen

Anzeichen für das Aufkeimen einer Depression

- Schlafstörungen
- Wenig Appetit
- Teilnahmslosigkeit
- Gleichgültigkeit
- Hoffnungslosigkeit
- Übermäßiges Grübeln
- Nachlassendes sexuelles Interesse
- Fragen nach dem Sinn des Lebens
- Mutlosigkeit
- Angst

Anders ist besser!

Sie sind mit Ihrem bisherigen Bewegungsprogramm unzufrieden? Sie setzen nur inkonsequent um, was Sie sich vorgenommen haben? Dann sollten Sie ein paar grundlegende Dinge ändern.

Gehen Sie dabei auf zwei Arten vor: Optimieren Sie Ihr Umfeld, und ändern Sie zugleich Ihre Einstellung zu Bewegung und Sport. Die äußeren Bedingungen wie Sportart, Sportpartner und mentale Herangehensweise auf Dauer beizubehalten, wäre kontraproduktiv. Setzen Sie sich Ziele, die Sie persönlich mehr motivieren und ansprechen, denn die alten haben sich im härtesten Test auf Erden, dem Praxistest, als nicht erfolgreich erwiesen.

Gehören Sie zu den Kalorienzählern? Laufen Sie nach jedem Training zur Waage und sehen das niederschmetternde Ergebnis, nur wenig abgenommen, womöglich sogar noch zugenommen zu haben? Dann machen Sie sich Folgendes bewusst: Muskeln sind schwerer als Fett, und der kurzfristige Verlust von Körpergewicht ist wasserbedingt. Der Wasserhaushalt ist aber bereits am nächsten Tag wieder ausgeglichen, sodass das Gewicht unverändert bleibt. So können Sie die Sache also nicht betrachten. Denn die Waage sagt Ihnen, dass Sie keinen Erfolg hatten. Doch ist das wirklich so?

Nein, denn nicht nur Ihre Muskulatur hat sich entwickelt, Ihr Körper wird auch besser mit Nährstoffen versorgt. Nieren und Verdauungsorgane freuen sich ebenfalls über mehr Bewegung.

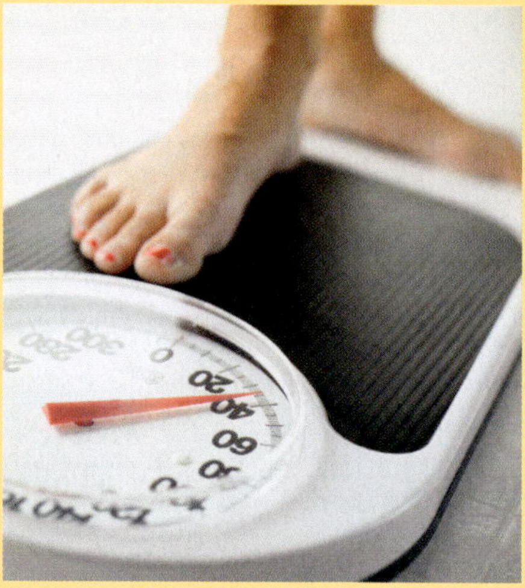

▲ Zufriedenheit lässt sich nicht wiegen.

Und wie steht es um Ihre mentale Befindlichkeit? Bisher war Ihre Wahrnehmung auf harte Daten wie Kalorien und Kilos ausgerichtet. Es blieb kein Raum für „weiche“ Erfolge. Positive Emotionen wie Stolz, Glück und Zufriedenheit lassen sich nun mal nicht mit einem Messinstrument erfassen. Und nur wenn Sie positive, lebensfrohe Emotionen auch als Ziel ausgegeben haben, werden Sie diese auch als Erfolge wahrnehmen.

Machen Sie sich also frei vom täglichen Gang zur Waage, und setzen Sie sich umfassendere Ziele. Ich habe schon viele „schlapp-schlanke“ Zeitgenossen getroffen, die, ohne Power und Ausstrahlung, nicht gerade vor Gesundheit strotzten. Andererseits gibt es durchaus Menschen, die, trotz eines kleinen Bauchansatzes, durch Energie und Ausstrahlung zu begeistern wussten.

Es geht bei Ihrem Bewegungsprogramm nicht um Idealmaße, sondern um Gesundheit, Wohlbefinden und Zufriedenheit. Wollen Sie sich durch Bewegung entspannen, genügen schon 20 Minuten Radfahren. Es sind die kleinen Erfolge, die uns motivieren!

Seele noch nicht erkannt. Die anderen sehen Sport als natürliches Mittel, sich mental positiv zu beeinflussen. Sie leben ihren Urtrieb nach Bewegung aus. Im Einklang mit ihrer Bestimmung, sich körperlich zu bewegen, sind sie sich selbst ganz nah, also zufrieden. Der Urmensch musste täglich etwa 20 km laufen, um sich und seine Familie ernähren zu können. Sportlichen Menschen geht es aber ja nicht nur um das blanke Überleben – auch Menschen mit Bewegungsmangel leben manchmal länger, als man vermuten mag. Es geht um Qualität, um Lebensqualität! Verlangen Sie mehr, als nur am Leben zu bleiben! Verlangen Sie ein schönes, ausgeglichenes Leben. Das steht Ihnen zu, aber nur, wenn Sie sich dafür mit Herz und Verstand einsetzen.

Menschen fühlen sich dann wohl und geborgen, wenn sie die Herausforderungen mit ihren Fähigkeiten bestehen können. Leben Sie nicht im Mittelmaß, Sie haben mehr verdient! Dazu gehören ein glückliches Familienleben, ein Beruf, der Ihre volle Schaffenskraft erfordert, und ein harmonischer Freundeskreis.

Mit Verstand oder Gefühl zum Erfolg?

Geht es darum, die Vorzüge des Ausdauertrainings zu beschreiben, so verweisen die Experten gewöhnlich auf die Tatsache, dass bei diesem Sport die Fließeigenschaften der Erythrozyten verbessert wird. Sie wenden sich also an Ihren Verstand. Doch wissen Sie überhaupt, was Erythrozyten sind? Es sind die roten Blutkörperchen, die den Sauerstoff in Ihrem Körper transportieren. Die meisten Menschen wissen weder, wie solche Zellen aussehen, noch, welche Aufgaben sie übernehmen. Wenn Sie aber keine klare Vorstellung eines Zusammenhangs haben, entwickeln Sie auch keine Beziehung zu der getroffenen Aussage – ganz gleich, wie richtig und vernünftig diese auch sein mag.

Was bedeutet das für Ihre Sportmotivation? Wenn Ihre Wahrnehmung die verbesserte Fließeigenschaft und die Vermehrung der roten Blutkörperchen nicht erfassen kann, nutzt es Ihnen wenig, dass diese in einem medizinischen Labor nachgewiesen werden kann.

Nach meinen Recherchen ist die Basis für eine lebenslange Sportkarriere die persönliche Einsicht, dass Bewegung zwingend zu einem guten Leben dazugehört. Zu dieser Überzeugung gelangen Sie meines Erachtens nur, wenn Sie auf Ihre Gefühle vor, während und nach dem Sport achten. Verändern Sie also Ihre Zielsetzung! Früher haben Sie das Krafttraining für Ihren lädierten Rücken ausgeführt, heute machen Sie das gleiche Training zum Stressabbau. Dass dabei auch Ihre Rückenmuskeln mit entwickelt werden, ist ein nützliches Zusatzgeschenk.

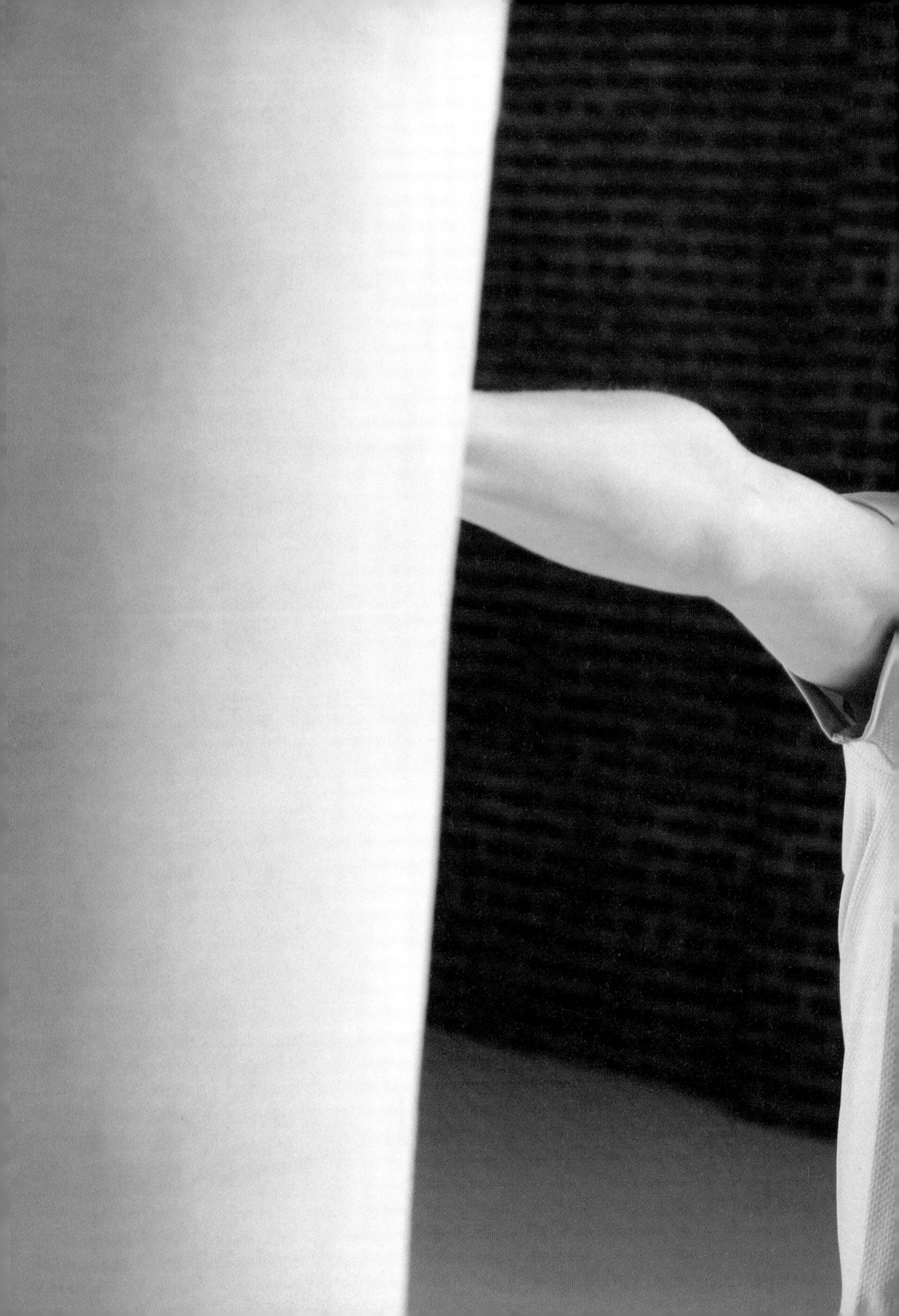

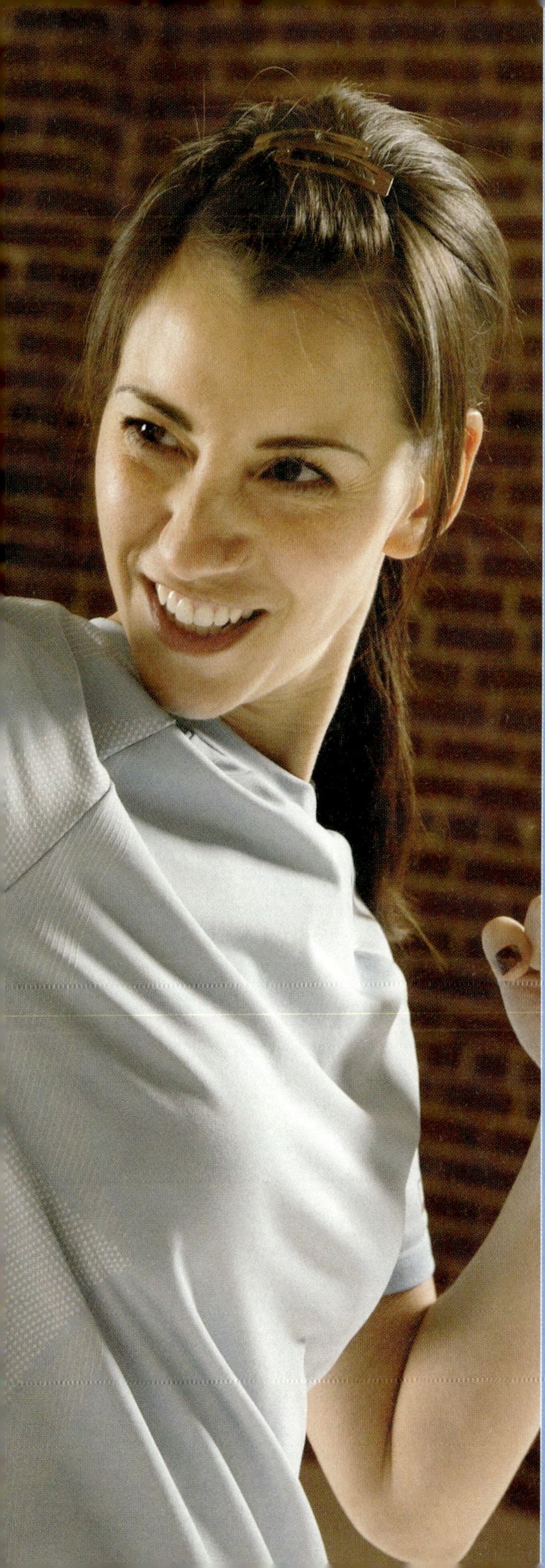

VERÄNDERUNG DER SITUATION

So, nun geht es darum, die Weichen neu zu stellen und die gewonnenen Erkenntnisse in eine Verhaltensänderung münden zu lassen. Das Zauberwort lautet: Motivation.

In diesem Kapitel erfahren Sie, wie Sie Ihre Einstellungen und persönlichen Erfahrungen positiv beeinflussen können. Sie werden lernen, Energien für sich selbst freizusetzen, angestrebte Veränderungen wirklich zu leben und so den Grundstein für Ihre sportlichen Erfolge zu legen.

Schaffen Sie sich eine gesunde Basis

In diesem Kapitel geht es darum, eine psychologische Basis für die erfolgreiche Veränderung Ihres Bewegungsverhaltens zu entwickeln. Der Leitspruch für dieses Kapitel lautet: „Ich kann was, ich will was, und ich mache was!" Die Entdeckung bewegungsfreundlicher Vorstellungen und Überzeugungen wird auf dem Weg zu einer lebenslangen Sportmotivation von entscheidender Bedeutung sein. Stellen Sie sich einen Rückenwind vor, der Sie aus dem Sessel hebt, Ihnen die Sportschuhe anzieht und Sie aus dem Haus laufen lässt. Später einmal werden Sie sich fragen, warum das nicht schon früher so war. Soll der Rückenwind Auftrieb geben, müssen Sie unnötigen Ballast abwerfen. Trennen Sie sich von psychischem Müll, von negativen, selbstzerstörerischen inneren Einstellungen zu Ihrer Person im Allgemeinen und zum Sport im Speziellen. Das ist das Geheimnis von Lifetime-Sportlern.

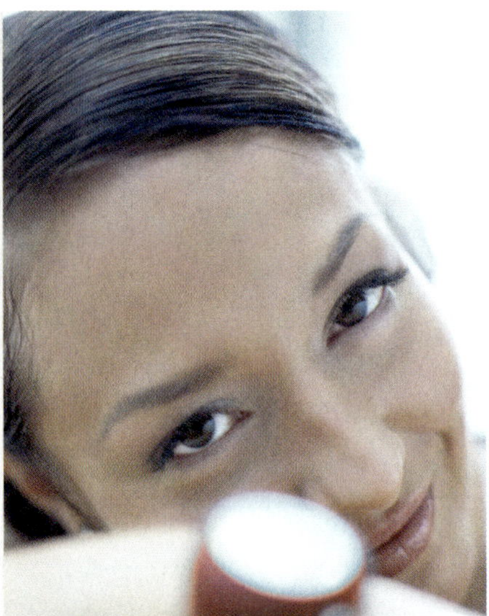

▲ Das neue Motto: Ich kann was, ich will was, und ich mache was!

Allzu häufig höre ich Sätze wie: „Das scheint mein Schicksal zu sein." Diese oder ähnliche Aussagen über den eigenen Werdegang sind meist Ausreden, um die eigenen „Unterlassungen" zu rechtfertigen. Wenn man wirklich an die Vorsehung glauben würde, bräuchte man eigentlich gar nichts mehr zu tun. Alles wäre vorherbestimmt und geschähe nach einem genauen Verlaufsplan. Dieser Ansicht kann ich allerdings nichts abgewinnen, denn sie führt zu völliger Passivität.

Mein Vorschlag dagegen: Stellen Sie sich das Schicksal wie ein kleines Kind vor. Nehmen Sie es an die Hand, und zeigen Sie ihm den Weg, führen Sie es! Wenn

Sie das tun, kommt es genau dort an, wo Sie es hinbringen wollten. Und das ist dann keineswegs ein Zufall. Nehmen Sie Ihr Schicksal bewusst an die Hand, und Ihr Leben wird die Richtung bekommen, die Ihnen vorschwebt – nicht zufällig sondern zwangsläufig. So steckt auch in der folgenden Aussage des chinesischen Romanciers und Philosophen Lin Yutang sehr viel Wahrheit: „Wer sein Glück anderswo sucht als in sich, wird es nie finden."

Motivationswerkzeug Optimismus

Werden Sie Optimist, lediglich positiv zu denken ist zu wenig!

Wer nur positiv denkt, sieht zwar immer die schönen Aspekte der Dinge oder Situationen, doch jeder weiß, dass Medaillen zwei Seiten haben – wenn man sie dreht wie einen Kreisel, sieht man sogar noch eine dritte. Optimisten hingegen besitzen die Stärke, auch den negativen Seiten und Problemen des Lebens ins Auge zu sehen und diese beherzt anzugehen. Wer sich Probleme, Schwierigkeiten und Risiken weg- oder schönredet, kann diese natürlich nicht lösen und wird auf Dauer eher scheitern, als glücklich und zufrieden zu sein. Optimisten lernen aus Irrwegen und Fehlern, weil sie den Mut haben, diese zu sehen und sich einzugestehen.

Natürlich kann man sich beim Sport verletzen, und manchmal macht er vielleicht auch absolut keinen Spaß. Der Optimist jedoch überwindet sich, weil er auf diese Widrigkeiten vorbereitet ist. Jetzt denken Sie wahrscheinlich: Ich bin leider kein optimistischer Sonnenschein, den so gar nichts umwerfen kann. Das ist nicht weiter schlimm, denn Optimismus im beschriebenen Sinn kann man sich durchaus aneignen.

- Eine optimistische Grundhaltung ist erlernbar!

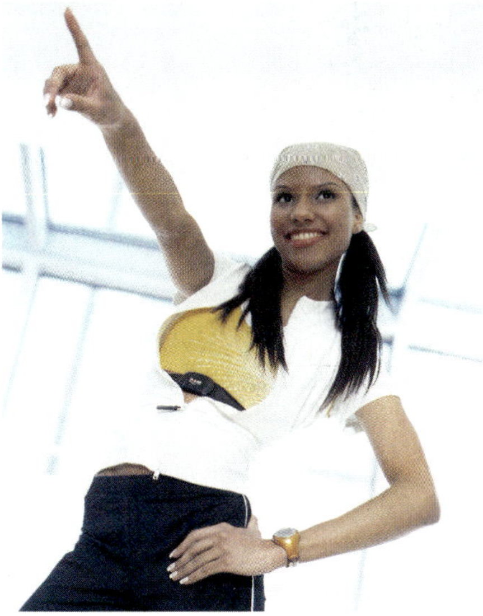

▲ Treten Sie optimistisch und beherzt Ihren neuen Herausforderungen entgegen.

Sport als Risiko und Bedrohung

Bewertungen begleiten uns den ganzen Tag: „Der Film ist langweilig." – „Das Essen schmeckt lecker." – oder „Heute Nacht habe ich gut geschlafen." Ob man etwas als Bedrohung oder Herausforderung ansieht, ist eine Frage der eigenen Position. Nehmen wir das Beispiel Jogging. Wer Jogging als Bedrohung wahrnimmt, denkt zuerst an schmerzverzerrte Gesichter, Verletzungen oder gar an Zeitungsmeldungen von plötzlichen Todesfällen beim Marathon. Wer sich nun einredet, es mit seinen schwachen Gelenken und dem labilen Willen nicht zu schaffen, wird sich bedroht fühlen.

Man wird Dinge immer dann als Bedrohung empfinden, wenn man sich deren mögliche negative Konsequenzen ausmalt. Durch eine eventuelle Verletzung beim Sport fehlt man womöglich im Job und wird im schlimmsten Fall wegen überdurchschnittlich vieler Fehltage entlassen. Wer würde schon für ein bisschen Jogging das Risiko einer Entlassung eingehen? Das kann wirklich niemand von einem verlangen, zumal wir der Presse entnehmen können, dass Arbeitslosigkeit erhebliche negative Auswirkungen auf die Gesundheit hat.

Sie sehen, es gibt viele logische Argumente gegen körperliche Betätigung. Man kann die Anforderung, Sport zu treiben, aber auch positiv wahrnehmen und als Chance begreifen.

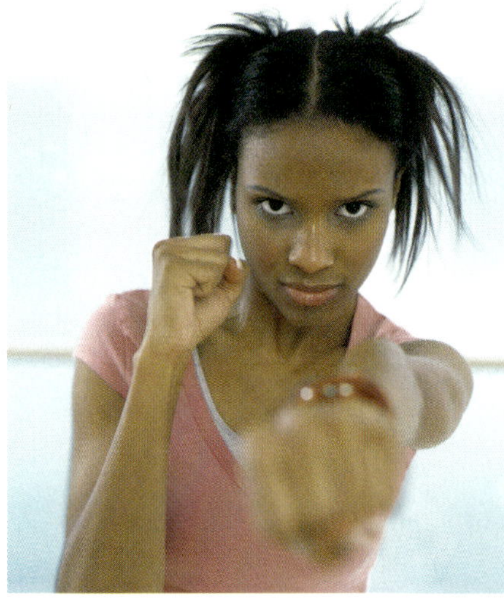

▲ Sport für Unterforderte: Entladen Sie überschüssige Energie.

Sport als Chance und Möglichkeit

Da Bewertungen und Urteile nicht fest in Ihrem Gehirn verankert sind, haben Sie immer wieder die Möglichkeit, Ihre Sicht der Dinge, auch hinsichtlich des Sports, neu zu überdenken und zu verändern.

Betrachten Sie Bewegung doch einmal als Möglichkeit, sich körperlich und geistig fit zu machen: „Eigentlich war ich früher sportlich, bin Rad gefahren und war im Leichtathletikverein. Wäre doch gelacht, wenn mir das nicht gelingen sollte. Letztes Jahr habe ich als absoluter Nicht-Handwerker die Küche gestrichen, und auch das hat gut geklappt. Laut eines Fernsehberichts fördert Jog-

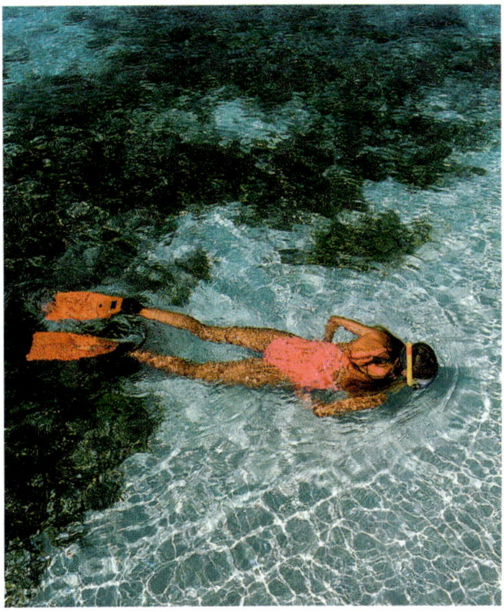

▲ Ideal für Hektiker und Powertypen: Schnorcheln entspannt.

ging die körperliche und mentale Leistungsfähigkeit. Ein Mehr an Power und Konzentration könnte mir nicht schaden, da die nächsten Wochen beruflich sehr anstrengend werden."

Wenn Sie eher zu den Schwarzsehern gehören, sollten Sie sich an schwierige Situationen erinnern, die einen positiven Ausgang genommen haben. Sie haben bestimmt schon manche Krise bewältigt, und manches Problem erwies sich letztlich nur in Ihrer Vorstellung als unlösbar oder schwierig. Was haben Sie damals gemacht, und wen haben Sie um Rat gefragt? Ist das akute Problem ähnlich gelagert, könnten diese Lösungsstrukturen auch jetzt erfolgreich greifen.

Sie kennen sicherlich die Situation, ein potenziell unangenehmes Telefonat tagelang vor sich herzuschieben. Wenn man sich dann endlich zu dem Anruf aufrafft, stellt man häufig überrascht fest, dass es gar nicht so unangenehm ist. Trotzdem hat dieses Problem Ihnen mehrere Stunden oder Tage auf der Seele gelegen und Sie stark belastet. Im Nachhinein eigentlich zu Unrecht. Doch oft verstehen wir das Leben erst im Rückblick richtig.

Die für Sie passende Sportart

Wie der amerikanische Mediziner und Nobelpreisträger Dr. Gerald M. Edelman durch seine Forschungen bestätigen konnte, geht in der Regel dem Verstehen eine Handlung voraus. Aus diesem Grund ist es ratsam, sich nicht Sportarten zuzuwenden, die man als langweilig, gefährlich oder schwierig abgestempelt hat. Wählen Sie eine unbelastete Sportart, denn neue Erfahrungen werden Ihnen andere Eindrücke vermitteln.

Grundsätzlich gibt es keine beste oder gesündeste Sportart. Jede Variante muss immer in Zusammenhang mit dem Menschen gesehen werden, der sie gerade ausführt. Ein Hektiker, der gestresst ist, wird sich vielleicht herrlich beim einsamen Schwimmen in einem abgelegenen Baggersee entspannen können. Haben Sie jedoch einen langweiligen, wenig anstrengenden Job, kann zum

Gerader Rücken = positiver Geist

Sich besser fühlen durch eine positive Körperhaltung

Fördert: gute Laune und positive Energie.
Hilft besonders bei: Stimmungstiefs und Niedergeschlagenheit.
Auslöser: jede Lebenslage, die Sie bedrückt und/oder deprimiert.

Eine Körperhaltung mit gesenktem Kopf, nach vorn gezogenen Schultern und einem Rundrücken signalisiert dem Gehirn: Der Mensch ist deprimiert, ohne Energie und mutlos. So wie Ihr Denken Ihre Körperhaltungen beeinflusst, können Sie mit positiv abgespeicherten Körperwahrnehmungen gute Laune provozieren. Nutzen Sie jeden Spiegel, um Ihre Körperhaltung zu kontrollieren. Folgende einfache Übung hilft Ihnen, sich positiv zu stimulieren.

- Stellen Sie sich aufrecht hin.
- Ziehen Sie die Schultern nach hinten.
- Verschränken Sie die Hände hinter dem Rücken.
- Richten Sie den Blick nach vorne.

Tipp

Diese Körperhaltung empfindet Ihr Gehirn als energiereich und positiv. Mit dieser Position können Sie gar nicht schlecht gelaunt und depressiv sein.

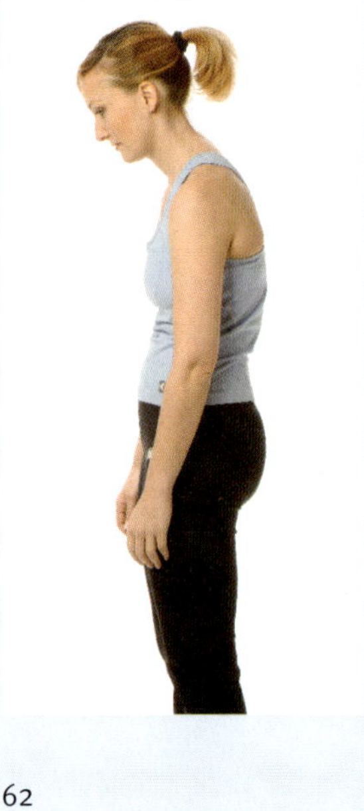

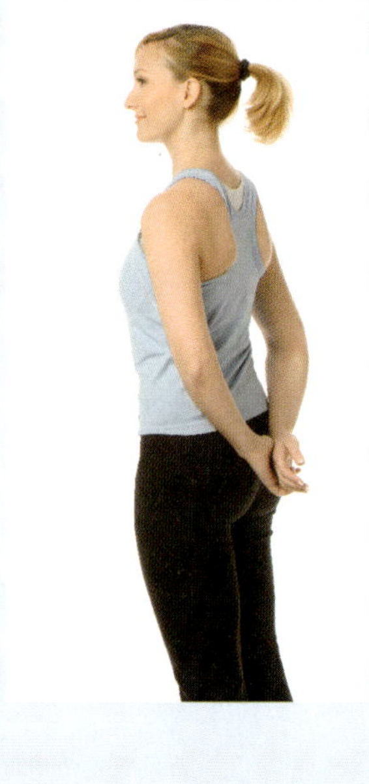

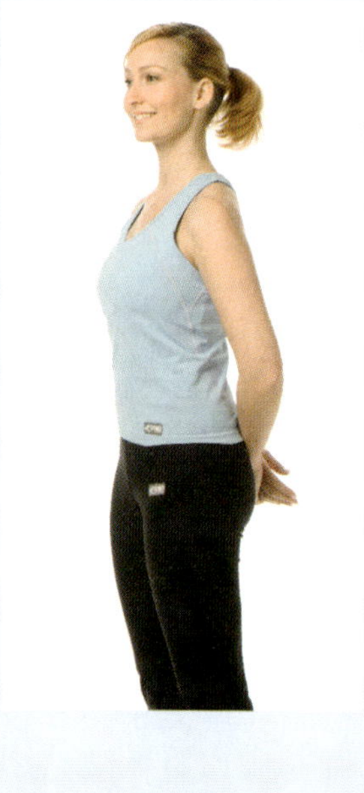

AUFBAUÜBUNG

Die Power-Pose

Kraft durch die Siegerfaust

Fördert: Energie und Selbstbewusstsein.
Hilft besonders bei: Antriebsschwäche, langweiligen und belastenden Arbeiten sowie kniffligen Situationen.
Auslöser: Wenn's grad nicht so läuft, Sie aber Energie, Zuversicht und Ausstrahlung brauchen.

Sind Sie deprimiert und energielos? Dann bauen Sie sich mit einer Power-Pose auf. Machen Sie die Sieger- oder Beckerfaust.

- Ballen Sie die Fäuste, und winkeln Sie die Unterarme an.
- Bauen Sie eine positive Körperspannung auf.

So signalisieren Sie Ihrem Gehirn, dass Sie die anstehenden Aufgaben energiegeladen bewältigen wollen. Sprechen Sie gleichzeitig einen Satz wie „Ich habe Energie!" oder „Come on, let's do it!".

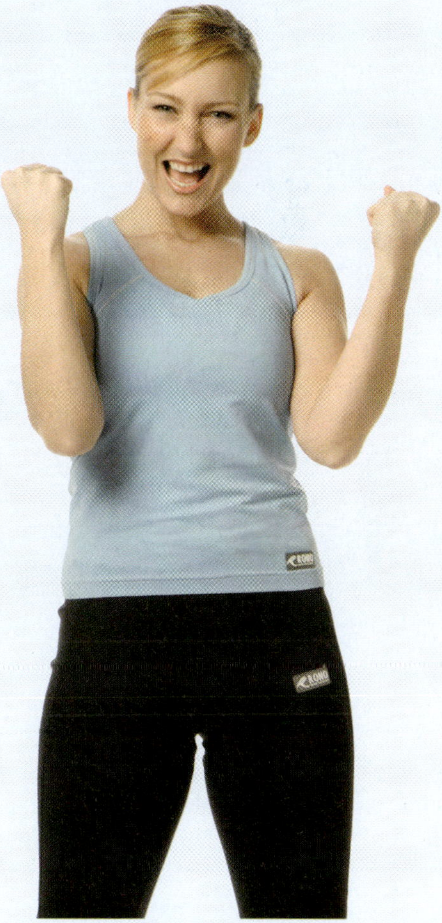

Tipp

Egal welchen Spruch Sie mit Power und Kraft verbinden, brüllen Sie ihn laut heraus, um sich selbst aufzubauen. Erinnern Sie sich in diesem Moment an Ihre früheren Erfolge, somit hat die Aufforderung einen realen Bezug und wirkt überzeugend auf Sie.

AUS DER PRAXIS

Körperhaltungen beeinflussen die Stimmung

Beeinflussen Sie Ihre Stimmung durch positiv abgespeicherte Körperhaltungen. Die Siegerfaust bzw. Beckerfaust zum Beispiel ist ein Zeichen, welches wir mit Energie und positiven Attributen versehen haben (s. S. 63). Die wenigsten Menschen werden diese Körperhaltung mit Resignation oder Antriebslosigkeit in Verbindung bringen.

Mir hilft häufig eine aufrechte Körperhaltung: Der Oberkörper ist aufrecht, der Kopf in Verlängerung der Wirbelsäule, der Blick gerade nach vorn gerichtet, die Arme sind hinter dem Körper verschränkt und ziehen die Schultern nach hinten. Das ist wichtig, weil nach vorn gezogene Schultern die Atmung negativ beeinflussen und diese Schulterstellung mit Mutlosigkeit und Depression in Verbindung gesetzt wird (s. S. 62).

Stimmungen beeinflussen unsere Körperhaltung, aber auch Körperstellungen haben Einfluss auf unsere Stimmungslage. Der renommierte Medizinprofessor Dietrich Grönemeyer meint zu diesem Thema: „Emotional entspannt zu sein heißt, dass auch die Muskeln entspannt sind.“

Beispiel der schnelle Powersport Badminton genau die richtige Bewegungsform für Sie sein, um einmal richtig Dampf abzulassen. Danach fühlen Sie sich wieder lebendig, einfach großartig!

Das alles mag ziemlich einleuchtend sein, trotzdem fällt es den meisten Menschen schwer, ihre richtigen Einsichten in eine Verhaltensänderung münden zu lassen. Ich zeige Ihnen im Folgenden, wie man, erstens, eine andere Einstellung zu Bewegung und Sport bekommen und, zweitens, diese auch konsequent in die Tat umsetzen kann.

Teufelskreis Pechsträhne

Die Art und Weise, wie Menschen mit Problemen und Schwierigkeiten umgehen, macht den entscheidenden Unterschied zwischen Schwarzsehern und Optimisten. Letztere lösen die einzelne Situation von ihrer gegenwärtigen schlechten Lage und den äußeren Bedingungen. Sie sehen die konkrete Herausforderung und haben dadurch eine positivere Grundeinstellung zum Thema. Ihr Streit mit dem Lebenspartner oder die Probleme in Ihrer Firma sollten, objektiv gesehen, keinen Einfluss auf Ihr Sportverhalten haben.

Wer eine „Pechsträhne“ hat, sollte diese so häufig wie möglich ausblenden, da er neue Situationen und Erfolgsaussichten pessimistischer bewerten wird und sich damit schon vorher „ausbremst“. Bereits die geringsten Erfolge und sogar die Misserfolge, die kleiner als vermutet ausfallen, zeigen den Ausweg aus dem Teufelskreis der schlechten Phase. Je stärker Sie in solchen Zeiten allgemeine, Ihr gesamtes Leben betreffende Aussagen machen, desto eher werden Sie resignieren. Sie unterlassen Dinge und berauben sich damit der Chance, die Situation zum Positiven zu verändern.

Info

Jede schlechte Phase geht einmal zu Ende, vor allem dann, wenn man, auf eine bessere Zukunft hoffend, aktiv und kreativ Einfluss darauf nimmt.

Fitness wie von selbst

Wenn Sie sich regelmäßig bewegen, können Sie gar nicht verhindern, dass Sie fit werden, denn jeder menschliche Organismus reagiert auf körperliche Reize mit einer Anpassung. Selbst wenn Sie sich mental noch so dagegenstellen, wird Ihr Herz nach einem zwei- bis dreimal pro Woche stattfindenden Ausdauertraining von ca. 30–45 Minuten mit weniger Schlägen pro Minute für die gleiche Leistung auskommen. Sowohl Ihr Ruhe- als auch Ihr Belastungspuls werden langsamer. Ihr Herz wird insgesamt ökonomischer arbeiten.

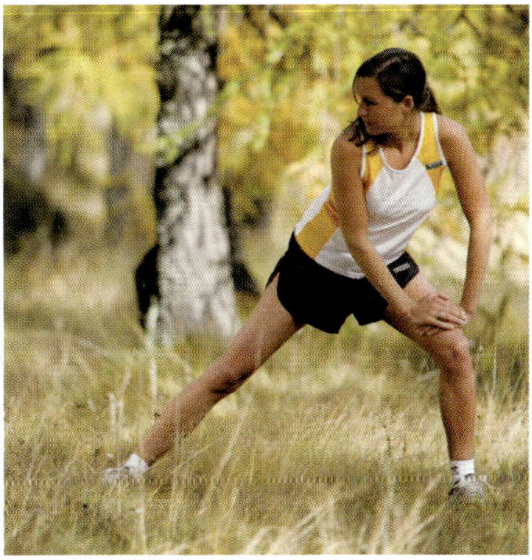

Wege aus dem Tief

In unserem Gehirn sind die äußere Welt und unsere innere Welt gleichermaßen repräsentiert. Unsere Vorstellungen, Gedanken und Gefühle beruhen auf Verbindungen von Nervenzellnetzwerken. Zusätzliche Zellverbindungen werden angesichts von Dingen, Handlungen und körperlichen Empfindungen aufgebaut.

Diese enge Beziehung von Außen- und Innenwelt erklärt, warum ein Wechsel von äußeren Umständen – wie zum Beispiel ein Umzug in eine neue, helle Wohnung – einen gravierenden Einfluss auf unser körperliches Wohl haben kann. Auch die Gedanken und die dazugehörigen Gefühle, die sich bei schönen Musikstücken unweigerlich aufdrängen, haben hier ihren Ursprung. Der erste Kuss oder ein großer Sieg sind mit starken Empfindungen fest in unserem Gehirn verankert.

◀ Regelmäßiger Sport führt zu Fitness.

AUS DER PRAXIS

Die Gute-Laune-Strategie

Objekte können, wie unten erläutert, eine erhebliche Wirkung auf unsere körperliche und mentale Verfassung haben. Sie sind also in der Lage, Ihre Gesundheit und Ihre Emotionen auch positiv zu beeinflussen.

- Welche Gegenstände erinnern Sie an beflügelnde Momente in Ihrem Leben?
- In welcher Kleidung fühlen Sie sich großartig?
- Die Gegenwart welcher Menschen berührt Sie positiv?
- Welche Musikstücke machen Sie glücklich und zufrieden?
- Gibt es Bücher, die Ihnen Kraft und Zuversicht geben?
- Mit welchen Orten verbinden Sie ein gutes Gefühl?

Werden Sie zum Alchimisten Ihrer Gefühle, indem Sie die Nähe von Gute-Laune-Gegenständen, -Orten oder -Personen suchen und im Gegenzug die Anwesenheit von negativ besetzten Objekten oder Situationen tunlichst meiden.

Die intensive Verbindung von Ereignissen, Gegenständen und Orten ist natürlich keine Einbahnstraße der guten Gefühle. Es gibt auch negative Assoziationen. Ein Beispiel aus der Praxis soll das verdeutlichen:

Sie sind mit Ihrem Mountainbike in unwegsamem Gelände ausgerutscht und haben sich den Finger gebrochen. Die damals getragenen Handschuhe werden Sie sicher bei jeder Fahrt an den Sturz und an die Schmerzen erinnern. Obwohl Sie wissen, dass Sie einfach nur Pech hatten, lösen die Handschuhe bei Ihnen ein Gefühl des Unbehagens und der Unsicherheit aus.

Mein Rat: Tun Sie sich den Gefallen, und werfen Sie solch belastete Gegenstände weg, oder verschenken Sie sie.

Diese Strategie kann natürlich keine großen Probleme wie Arbeitslosigkeit, schwere Erkrankungen oder Ähnliches beheben. Trotzdem fügt sich wie bei einem Puzzle ein Teil zum anderen und trägt dazu bei, Sie aktiv aus der schlechten Phase herauszuarbeiten.

Die Tipps und Praxisratschläge dienen dem Ziel, eine positive, nach vorn gerichtete Grundstimmung zu erzeugen. Diese versetzt Sie in die Lage, Schwierigkeiten und Konflikten ins Auge zu sehen und sie aktiv zu lösen.

Silvester- oder Regenziele?

Ziele, die Sie sich in guter, fröhlicher Stimmung stecken, etwa zum Jahreswechsel, sind die so genannten Silvester-Ziele. Ihnen liegt eine positive, hoffende Stimmung zugrunde. Zu Unrecht, denn nach genauer Analyse ist diese Hoffnung völlig grundlos, wenn Sie seit Jahren nichts für die Verwirklichung dieser Ziele tun. Eigentlich weiß jeder, dass Wünsche nicht allein durchs Hoffen, sondern nur durch aktives Handeln realisiert werden. Infolgedessen beträgt die Haltbarkeit von Silvester-Zielen im Schnitt nur zwei bis drei Wochen. Spätestens dann ist der erste Schwung raus, und man wird sich der Mühen und Anstrengungen bewusst, die mit einer Verwirklichung einhergehen würden.

Halten Sie sich lieber an die Ziele, die Sie an nicht so tollen Tagen, zum Beispiel an Regentagen, aufgestellt haben.

Info

Wer den Zusammenhang von Ursache und Wirkung nicht sieht oder sehen will, nennt das häufig Zufall. Wenn Sie ehrlich zu sich selbst sind, wissen Sie, dass nur ganz wenige Dinge im Leben zufällig geschehen, die meisten werden verursacht. Es ist schon komisch, dass vor allem diejenigen, die kaum ihre Ziele erreichen und mit sich und der Welt unzufrieden sind, das Wort Zufall sehr häufig in den Mund nehmen. Alle wirklich erfolgreichen Menschen hingegen werden Ihnen den Zusammenhang zwischen Arbeit und Erfolg bestätigen.

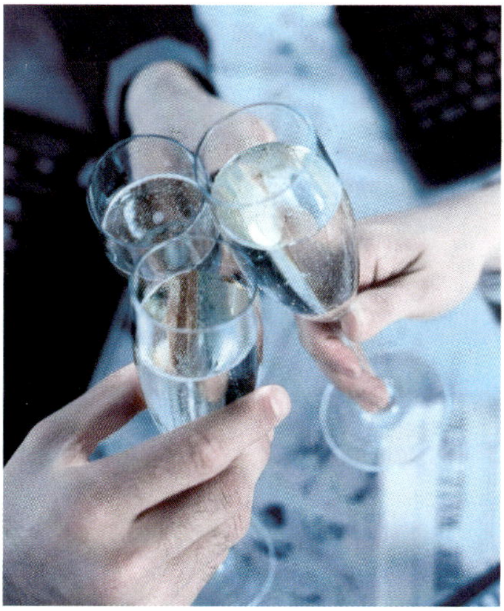

▲ Silvesterziele sind häufig zu euphorisch und werden nur selten in die Tat umgesetzt.

Die Regen-Ziele entsprechen dem, was Sie tatsächlich leisten können und wollen. Sie spiegeln das wider, was Sie im grauen Alltag umzusetzen bereit sind.

Mit kleinen Schritten viel erreichen

Doch was können Sie tun, wenn ein Blick in den Spiegel Ihnen Ihr Ziel unerreichbar erscheinen lässt? Sie sind vielleicht so weit weg von Ihrer Traumfigur, dass es Ihnen leichter und wahrscheinlicher vorkommt, an einem Flug zum Mond teilzunehmen, als diesem undefinierbaren Etwas in absehbarer Zeit eine halbwegs passable Form zu geben.

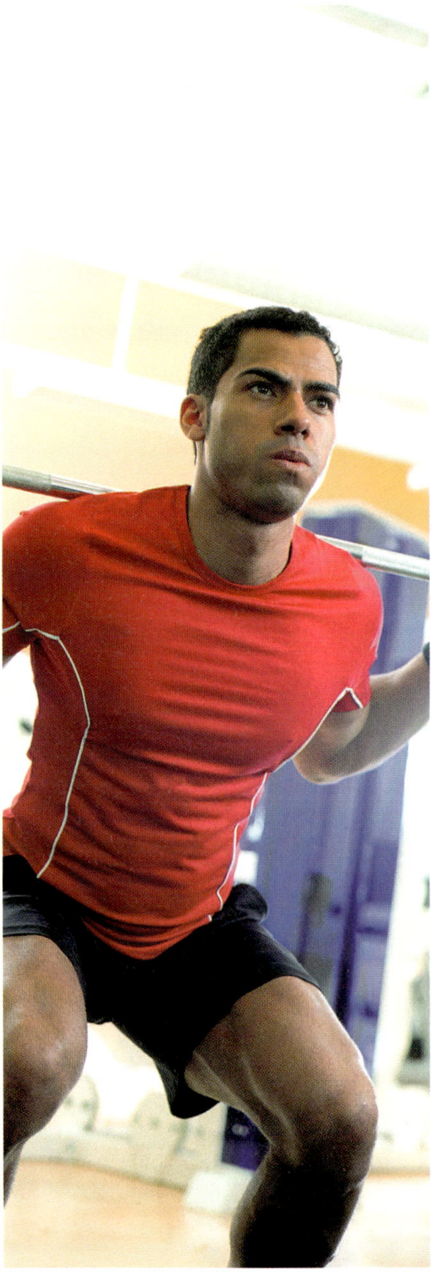

Ist die Diskrepanz zwischen Ihren Wunschvorstellungen und Ihrem Ist-Zustand so groß, sollten Sie entweder an der Zielsetzung Korrekturen vornehmen oder sich kleine, leicht erreichbare Zwischenziele setzen. So wie Sie ein Steak nicht in einem großen Bissen verzehren, sollten Sie Ihre sportlichen Ziele in kleine, leicht verdauliche Happen unterteilen.

Wenn Sie mit Ausdauertraining Ihr Gewicht wieder in den Griff bekommen und mit Krafttraining Ihren Körper so formen möchten, wie er vor fünf Jahren einmal ausgesehen hat, stellen Sie sich folgende Frage: Welche der beiden Bewegungsformen verlangt von mir weniger Motivation, um den Wunsch in die Tat umzusetzen? Beginnen Sie mit dem Einfachen, und suchen Sie sich Angelpunkte: Ihre Freundin geht bereits regelmäßig walken, da können Sie sich gut vorstellen mitzumachen. Falls Ihnen deren Trainingszeit zu lang erscheint, suchen Sie sich eine Trainingsstrecke aus, bei der Sie nach der Hälfte der Zeit abbrechen können.

Der Kampf auf der Couch

Wer kennt das nicht, Sie liegen auf dem Sofa und führen folgendes Selbstgespräch:

◀ Ein wohl geformter Körper ist das Ergebnis regelmäßigen Krafttrainings.

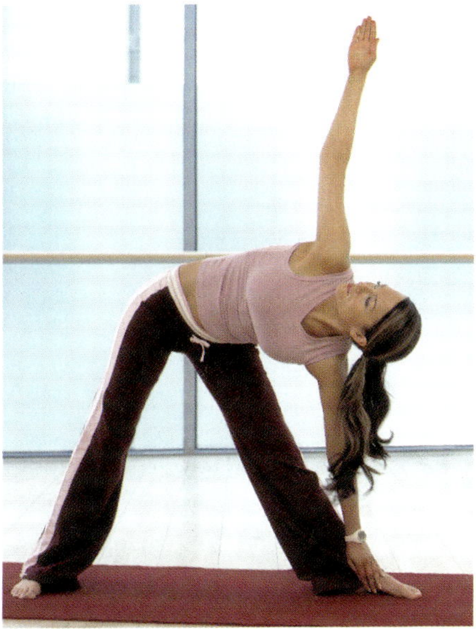

▲ Der Couch entronnen.

Ich fühle mich heute mal wieder besonders schlaff und deprimiert. Natürlich sollte ich mich bewegen, aber der Tag war so anstrengend. Ich brauche viel Ruhe, um für morgen genug Power zu haben. Eigentlich müsste für mich doch der Tod das Beste sein, dann habe ich sehr viel Ruhe und brauche auch für den nächsten Tag keine Energie mehr – So ein Blödsinnsgedanke, so schlecht fühle ich mich nun auch wieder nicht! Ich könnte, wenn auch nur für 30 Minuten, ins Fitness-Center gehen. Der Mitgliedsbeitrag ist schließlich hoch genug, und ich nutze es kaum. Ach, was soll's, morgen werde ich auf jeden Fall laufen gehen, es wird ja nicht jeden Tag so regnen wie heute.

So vergeht Tag um Tag, Woche um Woche und letztlich Ihr Leben, ohne dass Sie jemals regelmäßig etwas für Körper und Geist getan haben. Wer an ein Leben nach dem Tod glaubt, bekommt vielleicht eine zweite Chance, es besser zu machen. Doch darauf würde ich mich an Ihrer Stelle nicht verlassen.

Die Lösung des Couchproblems

Und wie kommen Sie aus diesem negativen Selbstgespräch heraus? Sie nehmen das Gespräch mit sich selbst bewusst wieder auf und überlegen, wie Sie sich fühlen, wenn Sie es wieder einmal nicht geschafft haben, den Allerwertesten von der Couch zu bewegen. Es deprimiert Sie mehr und mehr, und Ihr Selbstvertrauen schwindet zusehends. Sie können sich selbst nicht mehr leiden. Kurzum, es geht Ihnen richtig schlecht danach.

Jetzt stellen Sie sich vor, Sie haben sich aufgerafft und sind nun wieder zu Hause angekommen. Wie fühlen Sie sich jetzt? Stolz wie Oskar und unheimlich positiv geladen. Von Müdigkeit und deprimierenden Gedanken keine Spur. Sie sind gut drauf, und das spürt auch Ihr Lebenspartner. Wunderschöne Vorstellung, doch wie wird aus der Vorstellung eine aktive Tat? Die gedankliche Ausfuhrung allein genügt nicht, als Konsequenz muss die tatsächliche Handlung erfolgen.

Sie reden weiter mit sich, und zwar ganz monoton, so lange, bis Sie das Sofa verlassen und loslaufen: „Steh auf und lauf, steh auf und lauf, steh auf und lauf, steh auf und lauf, lauf, lauf, lauf …“

Ein gesunder Körper ist kein Luxus

Stellen Sie sich darauf ein, dass sich Ihre sportliche Situation nicht mit einem Fingerschnippen verändern lässt. Sie wissen, dass alles im Leben seinen Preis hat. Wer seinen Körper mit Alkohol, Zigaretten, Übergewicht, Stress und mangelnder Bewegung tagtäglich malträtiert, der wird auch dafür die Rechnung bekommen.

Die Währung, mit der bezahlt wird, ist die Gesundheit. Riskieren Sie kein Burnout-Syndrom oder Ähnliches. Verbessern Sie Ihre Einstellung zum Thema Bewegung und Sport. Machen Sie sich bewusst, dass das Erreichen Ihres Ziels, eine gute körperliche und geistige Verfassung, Zeit und Einsatz verlangt.

Tipp

Betrachten Sie das Gesundheitstraining nicht als „Opfer“! Oder sind ein gesunder Geist und fitter Körper etwa Luxus für Sie? Sie haben gegenüber Ihrem Lebenspartner, Ihrer Firma, Ihren Freunden und vor allem gegenüber sich selbst die Pflicht, sich um Ihre Gesundheit zu kümmern.

Die meisten Menschen kennen ihren Körper kaum. Sie wissen nichts oder nur sehr wenig über die physischen und psychischen Konsequenzen einer ungesunden Lebensweise. Am Ende, manchmal wenn es schon zu spät ist, werden sie mit den Ergebnissen ihres ungesunden Lebensstils konfrontiert.

Nur wenn Ihnen die Zusammenhänge bekannt sind, ergibt es für Sie einen Sinn, etwa bei Nackenschmerzen Lockerungs- und Dehnübungen zu machen. Sie sehen einen positiven Zusammenhang zwischen aktiven Übungen, einer entspannten Muskulatur und einem daraus resultierenden Wohlbefinden. Sie gewinnen ein Gefühl für Ihren Körper, weil Ihre geschärfte Aufmerksamkeit diese engen Beziehungen erst ans Licht gebracht hat.

Aufmerksamkeit bringt Verstärkung

Generell gilt: Eine gerichtete Aufmerksamkeit bewirkt Verstärkung, im positiven wie auch im negativen Sinn. Sie müssen nur nach Schmerzzonen oder einem Unwohlsein suchen, und mit hundertprozentiger Sicherheit werden Sie dann das erwartete Gefühl bei sich beobachten. Im Umkehrfall ist es schön und macht Sie emotional stark, wenn Sie sich auf die Reaktionen Ihres Körpers verlassen können. Instinktiv und aus Erfahrung spüren Sie, was Ihnen gut tut und was Ihnen schadet. Mit diesem Wissen treffen Sie manche Entscheidung

Gut zu wissen

Die smarte Form der Selbstmotivation

Viele Menschen benutzen ihren Körper wie einen Gebrauchsgegenstand. Allerdings werden materielle Dinge, wie zum Beispiel ein Auto, wesentlich besser gepflegt und gewartet als der eigene Körper. Würden Sie mit Ihrem Auto so umgehen wie mit Ihrem Körper, wären die Reifen nach zwei Jahren total abgefahren, und ohne Kühlwasser würde der Motor überhitzen. Sie könnten nicht mehr durch die Windschutzscheibe schauen, weil Ihnen das Spritzwasser ausgegangen ist und die Scheibenwischer veraltet sind. Das Fehlen des Motoröls würde dann am Ende zu einem Totalausfall führen. Die Wartung eines Autos bedeutet einigen Aufwand, außerdem noch viel Zeit und Geld.

Zollen Sie Ihrem Körper genug Aufmerksamkeit

Im Gegensatz zu Gegenständen, die man von anderen pflegen und warten lassen kann, muss man sich um seine Gesundheit selbst kümmern. Die Wartung des eigenen Körpers können Sie nicht delegieren.

Bedauerlicherweise blinken im Körper keine Warnlampen, die auf fehlende Bewegung, und kein Geräusch, das auf zu viel Stress hinweist. Im Auto wird man penetrant (optisch oder akustisch) auf Mängel hingewiesen, so lange, bis der Mangel behoben wird. Die erzwungene Aufmerksamkeit treibt den Fahrer zu einer Reaktion.

Der Zwang, sich mit einer Entscheidung für oder gegen Sport und Bewegung zu entscheiden, fehlt uns normalerweise. Deshalb ist es sehr sinnvoll, dass Sie sich so oft wie möglich nicht nur gedanklich mit Bewegung und Sport beschäftigen.

Konfrontieren Sie sich mit Bewegung

Schauen Sie bei Sportveranstaltungen Ihrer Freunde zu, legen Sie sich ein Thera-Band an den Schreibtisch, lesen Sie ein motivierendes Sportbuch. Erinnern Sie sich noch an das im ersten Kapitel angesprochene Resonanzphänomen? Spiegelzellen im Gehirn sorgen dafür, dass wir dauernd, ohne es zu bemerken, mitfühlend an Vorgängen in unserer Umwelt teilhaben.

Die Beobachtung einer Handlung, wie zum Beispiel das Zuschauen bei einem Marathonlauf, löst die gleichen neurobiologischen Reaktionen in uns aus, die auch abliefen, wenn wir selbst laufen würden. Ich habe einmal beim München-Marathon im Ziel für eine Firma Untersuchungen gemacht. Mir lief beim Anblick der ermüdeten, aber größtenteils überglücklichen Finisher ein Schauer nach dem anderen über den Rücken. Die Euphorie und die Fähigkeit mitzufühlen steckten mich auch als Nicht-Läufer so an, dass ich beim nächsten Berlin-Marathon dieses Gefühl der totalen Freude und des Stolzes selbst erleben wollte.

anders als in Ihrer „körperlosen Zeit". Die körperlose Zeit war die Phase, in der Ihre Muskeln und Ihr Herz-Kreislauf-System nur reagieren mussten, ohne jede Rücksicht auf Ihre Befindlichkeiten und Bedürfnisse.

Gewohnheit und gute Gefühle

Eine Veränderung im Leben gelingt nur durch Taten, nicht durch Worte. Endziel einer dauerhaften Veränderung ist die Gewohnheit. Doch wie wird aus einer Bewegungsphase von zwei Wochen eine Gewohnheit? Nur durch regelmäßiges Training über einen längeren Zeitraum! Das Erfrischende an Gewohnheiten ist die Tatsache, dass dazu nur eine sehr geringe Motivation vonnöten ist. Denken Sie lange nach, bevor Sie sich die Zähne putzen oder sich rasieren? Nein, Sie haben natürlich die Notwendigkeit längst erkannt. Leider ist die Einsicht in die Notwendigkeit oft kein ausreichender Grund, sich lebenslang zu bewegen. Das genügt am ehesten den sehr disziplinierten Menschen, und auch bei diesem Menschenschlag sind Trägheitsphasen nicht völlig ausgeschlossen. Welche Einstellung sollte sich zur Einsicht noch dazugesellen?

Der Schlüssel zur lebenslangen Bewegungsmotivation sind die guten Gefühle, das Salz in der Suppe unseres Daseins. Instinktiv, aus dem Bauch heraus spürt Ihr Körper, dass ihm Bewegung und Sport gut tun. Sport wird nicht rational bearbeitet, wie es ein Profisportler manchmal tun muss, sondern emotional erwünscht, geradezu gefordert. Hören Sie wieder in sich hinein, schenken Sie Ihrem „Bauchgefühl" mehr Beachtung.

Die 3 Grundgesetze erfolgreicher Veränderung

1 – Wissen und Emotionen: die Zwillinge kluger Entscheidungen

Das Geheimnis kluger Entscheidungen liegt immer in der Kombination von sachlicher Analyse der Fakten und Ihrem Gefühl dabei. „Letztlich habe ich aus dem Bauch heraus gehandelt" – solche und ähnliche Aussagen hört man immer häufiger auch von Spitzenmanagern, wenn man sie fragt, warum sie sich für oder gegen etwas entschieden haben. Wer eine Entscheidung für oder gegen Sport und Bewegung treffen möchte, kann den Teil des Wissens getrost abhaken. Eine rein analytische, von Einsatz und Nutzen abhängige Entscheidung würde auf jeden Fall zugunsten der Bewegung ausfallen. Doch trotz überzeugender wissenschaftlicher Belege folgen viel zu wenig Menschen den guten Ratschlägen der Experten auf diesem Gebiet. Warum? Eben weil die „kalten" Daten nur den einen Part der Zwillinge „Wissen und Emotionen" darstellen.

Gut zu wissen

Die menschlichen Urtriebe

Der Selbsterhaltungstrieb und die Verbesserung der eigenen Gesundheit sind Urtriebe des Menschen, die sein Verhalten ständig – ob direkt oder indirekt – bestimmen. Körperliche Bewegung bedient beide Triebe. Zudem sind die positiven Auswirkungen von Bewegung auf das körperliche Wohlbefinden und die mentale Situation wissenschaftlich hinreichend bewiesen. Oder warum sonst ist sanfte Bewegung in der Krebsbehandlung oder nach einem Herzinfarkt heute fester Bestandteil der Therapie?

Bei einer kritischen Analyse des Nutzens muss Ihre Entscheidung eigentlich für Sport und Bewegung ausfallen. Sie sehen: Körperliche Betätigung entspricht Ihrer Natur, wer zu wenig Bewegung hat, lebt demnach entgegen seiner Veranlagung.

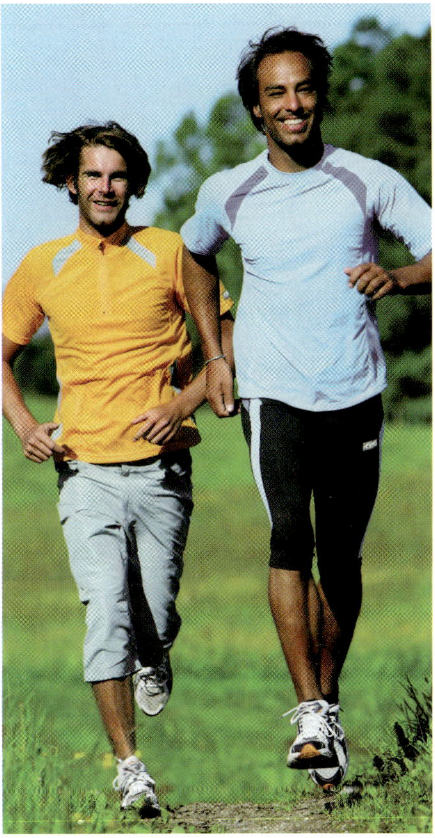

▲ Körperliche Bewegung entspricht unserer Natur und macht glücklich.

Sie kennen den Begriff der „menschlichen Wärme“. Viele Menschen sehnen sich danach, gerade in der heutigen, in vielerlei Hinsicht herzlosen Zeit. Anscheinend fehlen diesen Menschen oft auch die positiven Emotionen in Bezug auf Sport. Das Gehirn der Nichtsportler hat die Verbindung vom Wissen „Sport ist gesund“ zur Emotion „Sport tut mir mental gut“ noch nicht hergestellt. Erst wenn diese Beziehung von Wissen und Emotionen abgespeichert ist, kann man einer lebenslangen Sportkarriere entgegensehen.

Hilfreiche Emotionen Zahlreiche Studien belegen, dass Emotionen den Lernprozess – Veränderungen sind nichts anderes als Lernprozesse – fördern. Vor allem die positiven Gefühle wie Stolz, Glück und Zufriedenheit sind hilfreich.

Übungen für überall

Die folgenden Übungen sind so genannte Mobilisationsübungen. Mit ihrer Hilfe lassen sich die Gelenke schmieren. Dazu sondert die Gelenkkapsel unter anderem kleine Fetttröpfchen ab. Die Übungen verbessern durch den erhöhten Stofftransport und -austausch den gesamten Stoffwechsel in der Schulter. Vor allem der Knorpel profitiert von diesen moderaten Bewegungen. Er hat gegenüber den Knochen und der Muskulatur den großen Nachteil, dass in ihm die kleinen Blutgefäße, so genannte Kapillaren, fehlen. Der Stoffwechsel ist dadurch verlangsamt. Das ist ein Grund dafür, dass Verletzungen des Knorpels eine sehr lange Heilungszeit benötigen.
Wie oft Sie die Übungen ausführen, liegt an Ihnen. Je verspannter Ihre Schulter-Nacken-Muskulatur ist, umso öfter würde ich die Übungen ausführen.

Tipp

Beide Übungen können natürlich auch im Sitzen ausgeführt werden. Gerade für Menschen, die sich eher als unsportlich einschätzen, ist es zur besseren Motivation sinnvoll, die Übungen täglich auszuführen.

Mobilisation des Schulterbereichs

Fördert: geschmeidige Gelenke, tut dem Knorpel gut, durchblutet die Muskulatur.
Hilft besonders bei: verspannter und schmerzender Schulter-Nacken-Muskulatur; vor einer sportlichen Belastung der Schulter.
Auslöser der Beschwerden: einseitige Belastungen, Überkopf-Arbeiten, Probleme mit dem Gelenk infolge von Verletzungen oder zu großer Abnutzung.

- Blicken Sie geradeaus, und lassen Sie Ihre Schultern hängen.
- Führen Sie die Schultern in einer Kreisbewegung nach oben, nach hinten und nach vorne.
- Halten Sie die Arme stets gestreckt.
- Kreisen Sie die Schultern jeweils 12–15-mal zuerst nach hinten, dann nach vorn.

Mobilisation des Schulter-Nacken-Bereichs

Fördert: geschmeidige Gelenke, tut dem Knorpel gut, durchblutet die Schulter-Nacken-Muskulatur.
Hilft besonders bei: verspannter Schulter-Nacken-Muskulatur, Schulter- und Nackenschmerzen, Kopfschmerzen.
Auslöser der Beschwerden: einseitige Belastungen, Überkopf-Arbeiten, Verspannungen durch Windzug und Auskühlung, einseitige Drehbewegungen am Arbeitsplatz.

- Drehen Sie den Kopf langsam nach links und rechts.
- Ihre Nasenspitze bleibt auf einer Höhe.
- Da die Übung sich angenehm anfühlen sollte, führen Sie die Drehbewegung mit möglichst geringem Kraftaufwand durch.
- Atmen Sie dabei gleichmäßig und ruhig weiter.

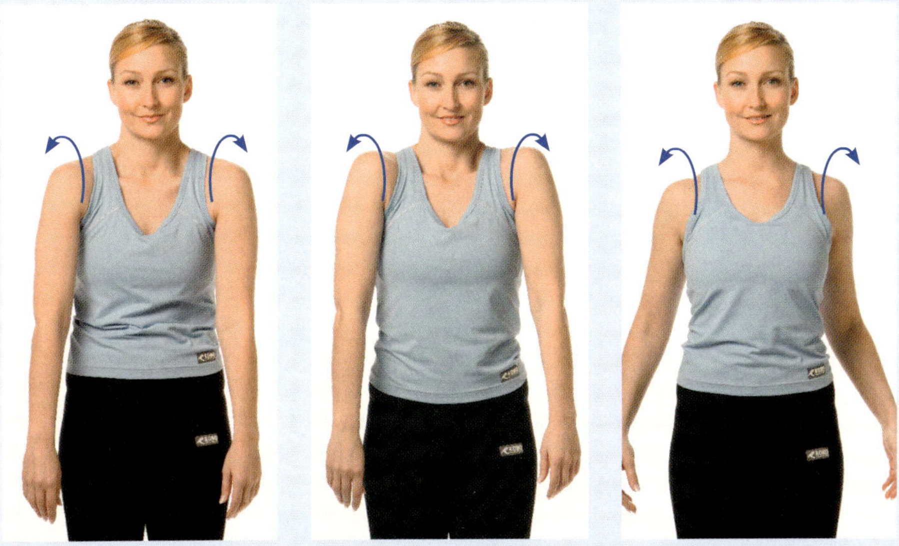

Achtung

Sollte Ihnen dabei schwindlig werden, hören Sie sofort auf mit der Übung.

Wiederholungen:
Empfehlenswert für die Motivation am Anfang ist ein Training von 2–3 Sätzen zu je 12–15 Wiederholungen. Eine Wiederholung ist eine vollständige Kreisbewegung in der Schulter beziehungsweise eine halbkreisförmige Drehung des Kopfes von links nach rechts.

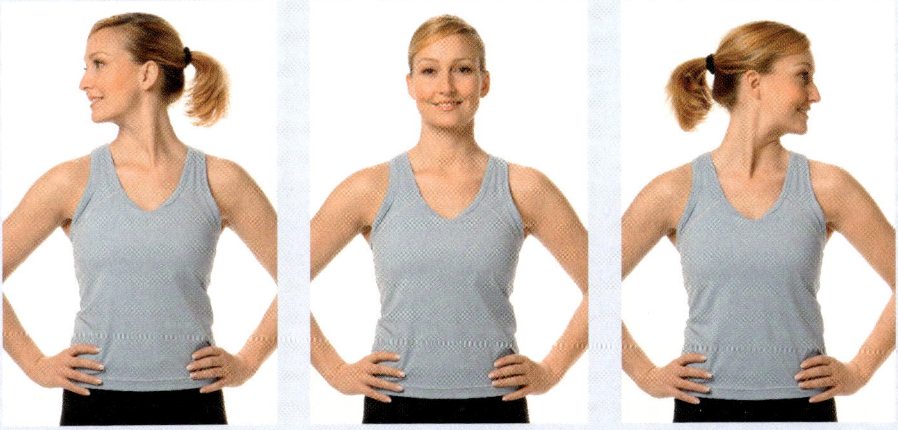

Mobilisation der Schultergelenke

Fördert: eine Lockerung der Muskulatur; die Durchblutung.
Hilft besonders bei: Verspannungen, Kopfschmerzen.
Auslöser für die Beschwerden: Muskelatrophie, ständiger Gebrauch der Arme oder Unterarme bei starrem Oberköper, zum Beispiel bei Arbeitsbelastungen im Call-Center, bei Überkopf-Arbeiten.

Die Übung lockert die Muskulatur und fördert die Durchblutung im Schulterbereich. Vor allem bei Computerarbeit und häufigen Kopfschmerzen löst die Übung Verspannungen auf und führt somit zu einem besseren Stoffwechsel. Verspannte Muskeln drücken auf die benachbarten Blutgefäße und behindern die Blutzirkulation. Der Muskel „verhungert" wegen fehlender Versorgung mit Nährstoffen und Sauerstoff. Sportwissenschaftler nennen dieses Phänomen Muskelatrophie. Bezeichnenderweise bedeutet das aus dem griechischen stammende Wort „Athrophie": Ernährungsmangel.

- Heben Sie Ihre Schulter so hoch wie möglich.
- Lassen Sie sie entspannt wieder fallen.
- Achten Sie darauf, dass die Arme stets gestreckt sind.

Wiederholung:
12–15-mal die Schultern heben und fallen lassen.

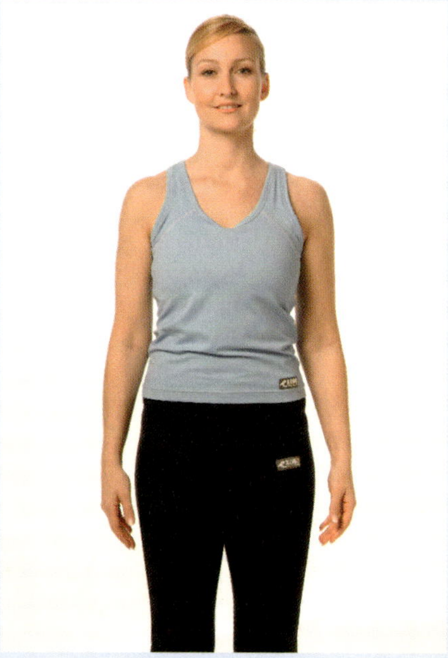

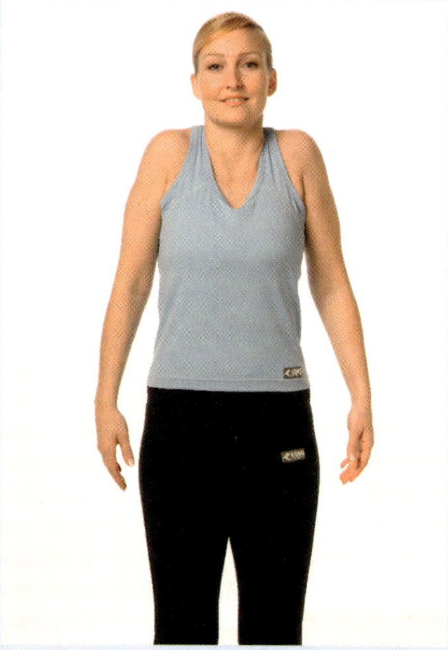

Für die gerade Nackenmuskulatur

Fördert: den Stoffwechsel im Nacken, durchblutet die Nackenmuskulatur.
Hilft besonders bei: verspannter gerader Nackenmuskulatur, Schulter- und Nackenschmerzen, Kopfschmerzen.
Auslöser für die Beschwerden: schwacher, überlasteter Nacken, einseitige Bewegungsmuster, mangelnde Bewegung, häufiger trauriger, depressiver Blick zum Boden.

- Verschränken Sie Ihre Hände am Hinterkopf.
- Drücken Sie sanft den Kopf in Richtung Brust.
- In der geraden Nackenmuskulatur sollten Sie ein leichtes, noch angenehmes Ziehen spüren.
- Halten Sie die Stellung, in der es in den Muskeln zieht, für ca. 20 Sekunden.

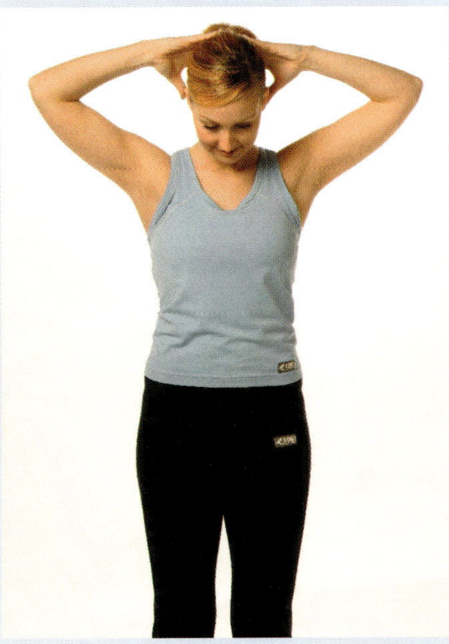

Achtung
Wird Ihnen schwindlig, hören Sie mit der Übung auf.

Für die schräge Nackenmuskulatur

- Verschränken Sie Ihre Hände am Hinterkopf.
- Drücken Sie sanft den Kopf schräg zur rechten beziehungsweise linken Seite.
- In der schrägen Nackenmuskulatur sollten Sie ein leichtes, noch angenehmes Ziehen spüren.
- Halten Sie die Stellung, in der es in den Muskeln zieht, für ca. 20 Sekunden.

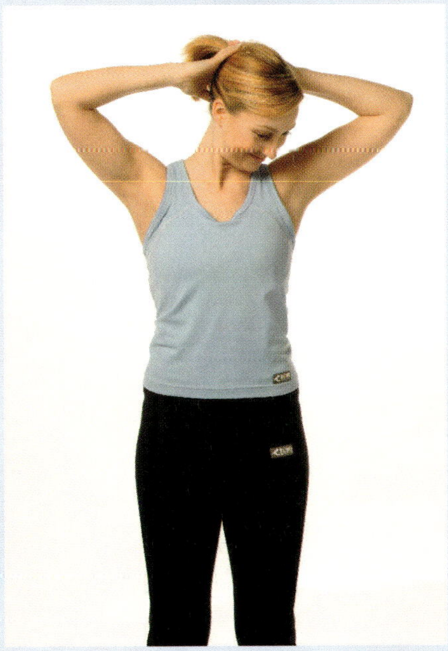

Wiederholung für beide Übungen: 2–3-mal.

Die Übungen können auch liegend im Bett gemacht werden.

Gut zu wissen

Das Angst-Vermeidungs-Modell

Kritisch wird ein emotionslos „gearbeitetes" Gesundheitstraining immer dann, wenn zum Beispiel Schmerzen im Rücken wiederholt mit Bewegung zusammentreffen. Bei diesen Menschen ist eine negative Ankerung entstanden, Schmerz und Bewegung gehören für sie zusammen. Die logische Folge dieser verheerenden Ansicht: Sie meiden die Bewegung, um den Schmerz zu umgehen. Ich habe das so genannte Angst-Vermeidungs-Modell schon mehrfach in der Praxis erlebt. Nicht nur der Schmerz wird mit Angstgefühlen in Verbindung gebracht, sondern auch die Bewegung.

Wenn Bewegung schmerzt

Ein solches Vermeidungsverhalten lässt sich nur schwer revidieren. Man sollte mit den Betroffenen offen über die Zusammenhänge sprechen. Hier kann nur eine bewusste Einstellungsänderung noch etwas bewirken, andernfalls wird der Betroffene die Bewegung weiterhin meiden. Ziel der mentalen Umprogrammierung ist die Erkenntnis, dass man sich ohne Schmerzverstärkung bewegen kann.

Ich bitte aber zu bedenken: Es ist nur allzu natürlich, dass Personen, die ständig über Rückenschmerzen klagen, auch irgendwann einmal nach dem Rückenkräftigungsprogramm Schmerzen haben. Die positive Empfindung, keinen Schmerz nach dem Training und in den nächsten Tagen zu haben, scheint dann wie aus der Erinnerung gelöscht zu sein.

Hier zeigt sich ein bekanntes Phänomen: Negative Ereignisse brennen sich immer nachhaltiger ins Gedächtnis ein. Wahrscheinlich hängt dieser Umstand mit unserer Vergangenheit zusammen. Er stammt aus der Zeit, in der es überlebenswichtig war, ständig auf Gefahren wie wilde Tiere gefasst zu sein und darauf reagieren zu können.

Emotionen wie Angst und Unsicherheit hingegen haben sich als Gift für Lernprozesse erwiesen.

Mit großer Angst verbundene Erfahrungen speichert unser Gehirn durchaus, allerdings erweisen sich diese nachhaltigen Erinnerungen nicht als förderlich. Sie werden also weder besser schwimmen noch intensiver lernen, wenn Ihnen ein Hai folgt. Angstsituationen können den Lernprozess vielleicht beschleunigen, aber sie verhindern gleichzeitig die Möglichkeit, Beziehungen zwischen einzelnen Aspekten von Situationen zu knüpfen. Außerdem wird man unter Angsteinfluss der Fähigkeit beraubt, eine kreative Lösung für die anstehenden Aufgaben zu finden. Da es beim Lernen aber genau um diese Fähigkeiten – Kreativität und die Verknüpfung von alten Erfahrungen mit neuen – geht, behindert Angst jeden Lernvorgang.

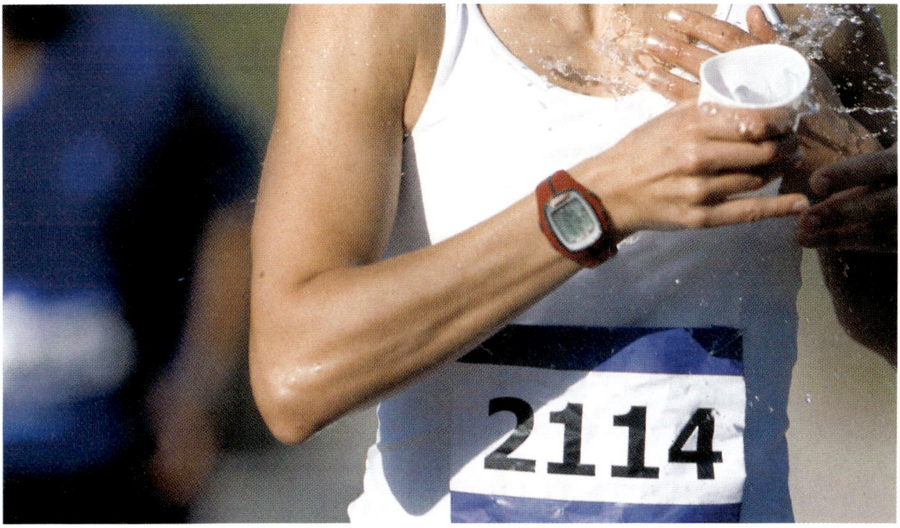

▲ Wer an Wettkämpfen teilnimmt, hat sich für eine Sportart entschieden.

2 – Entscheidungen treffen

Lernen Sie, Nein zu sagen. Da Ihre Tage höchstwahrscheinlich nicht länger werden, müssen Sie aus Zeitgründen anderen, unwichtigeren Projekten eine Absage erteilen. Sie müssen Prioritäten setzen.

Was sind für Sie die drei wichtigsten Dinge im Leben? Häufig kommt die Antwort: Familie, Beruf und Gesundheit. Doch wie viel Zeit widmen Sie diesen für Sie wichtigsten Themen? Bei den meisten wird es jetzt sehr bitter, vor allem im Hinblick auf Familie und Gesundheit. Es gibt eine geradezu widersprüchliche Diskrepanz zwischen Wichtigkeit und zeitlicher Beachtung. Sie geben mir wahrscheinlich Recht: Den wirklich wichtigen Dingen im Leben sollte man die meiste Zeit widmen!

Es gibt keine beste Sportart und keinen besten Fitness-Club Viele Menschen verstricken sich bei der Entscheidungsfindung in einem Wirrwarr von Möglichkeiten. Da es weder die beste Sportart oder das beste Training noch den besten Fitness-Club gibt, sollte man das aussuchen, was den eigenen Vorstellungen möglichst nahe kommt. Entscheidungen fallen uns besonders dann schwer, wenn wir viele Wahlmöglichkeiten haben.

Nehmen wir das Beispiel Fitness-Club: Sie haben sich endlich entschieden, Sport zu treiben, und wollen in *einem*

Fitness-Studio Mitglied werden. Nun fragen Sie sich, welches Studio das beste für Sie ist. Hier liegt eine Stolperfalle: Wer immer nur das Beste sucht, wird letztlich nach Monaten der Suche und kurz nach einer definitiven Entscheidung diese bereuen oder womöglich wegen des großen zeitlichen Aufwands völlig genervt die Mitgliedschaft gar nicht erst eingehen.

Welche Kriterien gibt es für Fitness-Center?

- Sauberkeit der Anlage
- Kompetenz der Trainer
- Freundlichkeit des Personals
- Lage der Anlage
- Mitgliedsbeitrag
- Mindesvertragslaufzeit
- Anzahl und Zusammensetzung der Mitglieder (Bodybuilder oder Gesundheitssportler)
- Anzahl der Geräte
- Angebot der Kurse

Ich könnte mindestens noch 20 weitere Merkmale eines Fitness-Studios aufzählen, die für die Entscheidung eine Rolle spielen könnten. Nur wenn Sie eine spezielle Rangliste der drei bis vier für Sie wichtigsten Merkmale aufstellen, wird es Ihnen vielleicht gelingen, für sich eine optimale Lösung zu finden. Aber selbst dann gibt es gewiss Tage, an denen Ihnen bestimmte andere Dinge auf einmal wichtiger erscheinen als die auf Ihrer Liste. Wenn Sie sich nur schwer entscheiden können, fragen Sie doch Freunde und Bekannte, die Sie schätzen und die ihre Entscheidungen besonnen, aber bestimmt treffen, nach ihrer Meinung. Auf diese Weise fallen Reueproblem und Unsicherheit weg. Für den Zweck, schneller wieder Sport zu treiben, ist das durchaus sinnvoll. Letztlich treffen Sie ja dann immer noch Ihre Entscheidung, indem Sie auf den anderen hören oder nicht …

> **Tipp**
>
> Wer sich selbst als entscheidungsschwach empfindet und weiß, dass dieser Umstand ihm in der Vergangenheit schon oft hinderlich war, sollte sich den Rat von Bekannten oder Freunden einholen.

Zu viele Optionen führen zu zahlreichen Kompromissen. Kompromisse wiederum verändern unsere Einstellung den Entscheidungen gegenüber. Sie beeinflussen die Zufriedenheit mit der getroffenen Wahl negativ. Je mehr Wahlmöglichkeiten man hat, umso mehr Möglichkeiten muss man letztendlich einen Korb geben. Sie haben sich für eine Sache entschieden, aber drei anderen abgesagt. In der Summe haben Sie auf einiges verzichtet, das heißt mehr Angebote ausgeschlagen als wahrgenommen. Mehr Verlust als Gewinn führt automatisch zu einem schlechten Gefühl bei der getroffenen Entscheidung. Selbstzweifel sind die Folge.

Stehen Sie zu Ihrer Entscheidung Entscheidungsstarke Menschen sind Personen, die relativ schnell und konsequent entscheiden können und vor allem zu ihrer Wahl stehen. Sie haben Vertrauen in ihre Urteilskraft und weniger Selbstzweifel als die meisten anderen Menschen. In dem Wissen, auch mal eine falsche bzw. ungünstige Entscheidung zu treffen, übernehmen sie dafür auch die volle Verantwortung und fühlen sich gut dabei. Sie bleiben sich sogar in schwierigen oder gar problematischen Situationen treu, weil sie wissen, dass sie sich in der Vergangenheit – hätten sie das Wissen von heute gehabt – eventuell anders entschieden hätten.

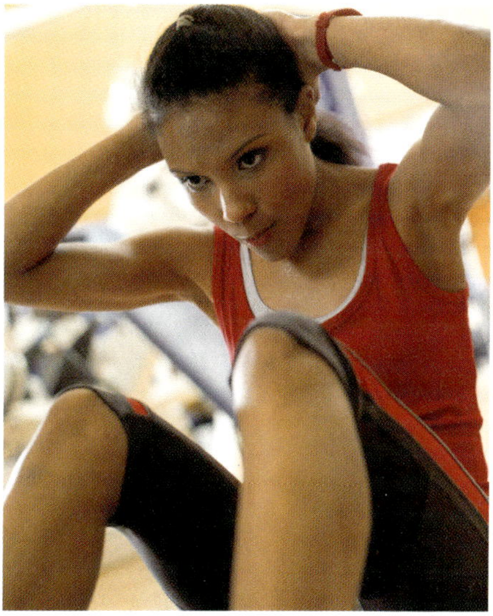

▲ Treffen Sie eine Wahl, und fangen Sie an.

Mein Tipp

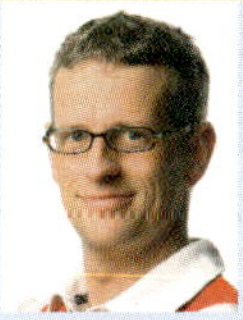

Für schnelle und kluge Entscheidungen stellen Sie eine Merkmalsliste mit höchstens drei bis vier Punkten für Ihr Auswahlobjekt auf. Entscheiden Sie sich in dem Bewusstsein, dass es auch Momente geben wird, in denen Sie mit Ihrer Entscheidung nicht ganz zufrieden sein werden. Diese „negativen Kröten" haben Sie mitgekauft, denn sie waren von vornherein im Preis enthalten.

Wenn Sie das verinnerlicht haben, gibt es auch weniger Unzufriedenheit oder Reue im Nachhinein. Und Sie werden dadurch entscheidungsstärker für die Zukunft.

Auf der anderen Seite stehen die neunmalklugen Typen, die „Hättest-du-mal-Typen", also jene Menschen, die es im Nachhinein immer besser wissen. Sie sind es in der Regel, die sich selbst vor jeder Entscheidung drücken.

Weniger Optionen – mehr Spaß Mein Motivationstipp für Ihr Bewegungstraining: Versuchen Sie, möglichst wenige Auswahlmöglichkeiten nebeneinander zu stellen. Dann fällt Ihnen erstens die Wahl leichter, und zweitens sind Sie am Ende glücklicher mit der getroffenen Entscheidung. Das motiviert Sie, mit genau dieser Sportart weiterzumachen, und hält Sie mental bei der Stange. Das ständige Grübeln über eine in der Ver-

Tipp

Unterwerfen Sie sich nicht der „Tyrannei der kleinen Entscheidungen“, wie es der amerikanische Psychologe Fred Hirsch nennt. Es ist wirklich nicht sinnvoll, in einem Restaurant zehn Minuten mit sich zu ringen, um zu entscheiden, was man trinken möchte!

gangenheit getroffene Wahl bringt Sie nicht voran, es bindet nur körperliche und geistige Energie. Dadurch werden Sie auf Dauer unsicher und unzufrieden.

Seit mehreren Jahren bin ich für die Trainingssteuerung (Laktatmessung) und als Laufbetreuer für den Laufexperten Herbert Steffny tätig. In herrlichem Ambiente veranstalten wir jedes Jahr mehrere Laufseminare für unterschiedliche Robinson-Clubs. Den Teilnehmern gefallen diese Veranstaltungen sehr gut, doch in persönlichen Gesprächen konnte ich feststellen, dass es manchen Leid tat, das überaus große Zusatzangebot mit Bogenschießen, Reiten, Surfen, Mountainbiking, Massagen, Aerobic-Kursen usw. nicht richtig ausnutzen zu können. Die Sportler haben sich für eine Laufwoche entschieden und sehen vor Ort die anderen Möglichkeiten, denen sie größtenteils absagen müssen. Fände das Laufseminar auf einer einsamen Berghütte statt, kämen die negativen Verlustgefühle erst gar nicht auf.

Die meisten Menschen wünschen sich viele Optionen, doch einige bedauern ihre Entscheidungen und geraten dadurch in Selbstzweifel. Doch bleiben wir bei unserem Fitness-Center-Beispiel: Es ist schon wichtig und relativ einfach, ein schlechtes Studio von einem guten zu unterscheiden. Fast unmöglich bzw. zeitlich und letztlich finanziell sehr aufwändig ist es jedoch, den Unterschied zwischen einem guten und dem besten Fitness-Studio herauszufinden.

Sofort anfangen Haben Sie sich endlich für mehr Bewegung in Ihrem Leben entschieden, dann sollten Sie so schnell wie möglich – am besten noch am glei-

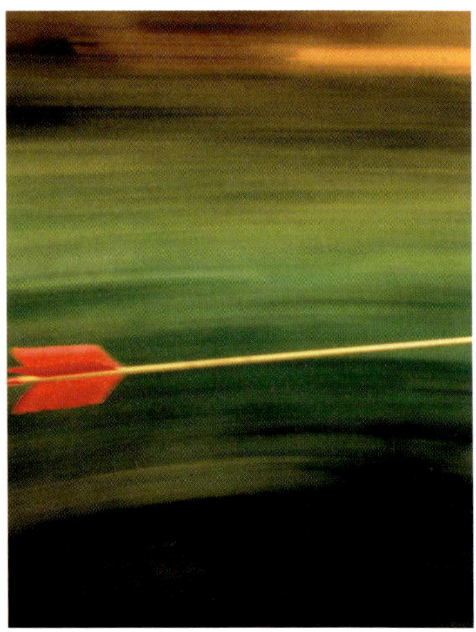

▲ Die wichtigsten Ziele sollten Sie zuerst ins Auge fassen.

chen Tag – damit anfangen. Ihre Grundeinstellung ist positiv, das sollten Sie ausnutzen. Beim nächsten Mal wird es wieder schwieriger sein, sich aufzuraffen. Auch wenn der Tag bereits verplant scheint, gönnen Sie sich fünf Minuten Zeit für zwei bis drei Stretching- oder Mobilisationsübungen. Diese können Sie überall und in jeder Kleidung durchführen. Nackendehnungen sind einfach und effektiv. Sie sind der erste Schritt in Ihr neues, gesünderes Leben (s. S. 74–77). Das ist noch nicht viel, aber wesentlich mehr als vorher. Nun haben Sie bereits einen Anfang gemacht: Jetzt gilt es, darauf aufzubauen und weiterzumachen.

3 – Den Rhythmus aufnehmen

Wir Menschen sind abhängig von Rhythmen, sie sind ein zweckmäßiger Teil unseres Lebens. Wir haben spezielle Ess- und Schlafrhythmen, und jeder Mensch besitzt seinen ganz eigenen Biorhythmus, der bestimmt, wann er ganz besonders leistungsfähig ist und wann er sich besser erholen sollte. Die Körpertemperatur sowie die Verdauung unterliegen speziellen Regelmäßigkeiten. Für wen sind nicht nach drei Wochen Urlaub das frühe Aufstehen und die Arbeit am Montagmorgen besonders quälend? Einen Rhythmus nehmen wir jedoch erst dann richtig wahr, wenn er gestört wird. Im Hinblick auf die Motivation ist das Einschleifen eines Rhythmus der wichtigste Eckpfeiler und eine elementare Voraussetzung dafür, dass sich aus einer Veränderung eine Gewohnheit entwickelt.

- Halten Sie den Rhythmus um des Rhythmus willen aufrecht. Rufen Sie sich das immer ins Gedächtnis, wenn Sie bemerken, dass Sie wieder aus dem Takt kommen.

Regelmäßige Abläufe sind deshalb so sinnvoll, weil man mit ihnen unglaublich viel Zeit spart. Sie erinnern sich viel schneller an die Vorgänge, die Sie stetig ausführen und die schon deshalb in Ihrem Gedächtnis gespeichert sind. Sie sparen zudem Kraft und die Energie, sich immer wieder von neuem zu sportlicher Bewegung aufraffen zu müssen.

Mit einem Rhythmus benötigen Sie nur einen sehr geringen Anfangsimpuls, um sich zu motivieren. Die gesparte geistige und körperliche Energie können Sie nun woanders einsetzen. Aus mentaler Sicht geben gleichmäßige Tages- und Wochenverläufe Sicherheit und Halt, man kann sich im Normalfall auf sie verlassen. Berauben Sie sich dieser Vorteile nicht durch fahrlässiges Aussetzen von Rhythmen. Ich bin mir sicher, wenn Sie diese Zeilen gelesen haben, wird Ihre Einstellung zum Thema Rhythmus und Gewohnheit eine andere sein. Sie wissen um ihre Bedeutung und kämpfen in Zukunft viel eher um das Einhalten von Regelmäßigkeiten.

Regelmäßiges Training für physische Anpassung Sportler brauchen eine Einschwimm-, Einlauf- oder, im Mannschaftssport, eine Einspielphase, um ihre Bewegungsharmonie zu finden. Redner brauchen immer ein paar Sätze, um die Schwingungen des Publikums aufzunehmen und ihren Rhythmus zu finden. Wenn Sie durch Ausdauertraining ausdauernder werden wollen und durch Krafttraining kräftiger, vollziehen sich diese Anpassungen nur, wenn ein regelmäßiges Training (mindestens zweimal pro Woche!) stattfindet.

Wiederholung hat sehr viel mit Erinnerung zu tun. Der Körper muss die letzte Trainingseinheit noch in Erinnerung haben. Denn nur wenn in geringen Abständen eine bestimmte Leistung vom Organismus gefordert wird, erscheint es diesem auch sinnvoll, kräftiger und beweglicher zu werden. Einmalige Belastungen „puffert" er mit seinen Regelsystemen ab. Er besitzt schließlich genügend Ressourcen, die er anzapfen kann.

Der Organismus denkt also nicht daran, sich mit „Ausnahmen" wie einem einzigen 30-minütigen Ausdauertraining innerhalb von zwei Wochen zu beschäftigen. Er arbeitet so ökonomisch, dass er sich einem körperlichen Training nur anpasst, wenn er die Ausdauer und die Muskulatur auch in Zukunft öfter benötigt. Einmalige Abweichungen von der

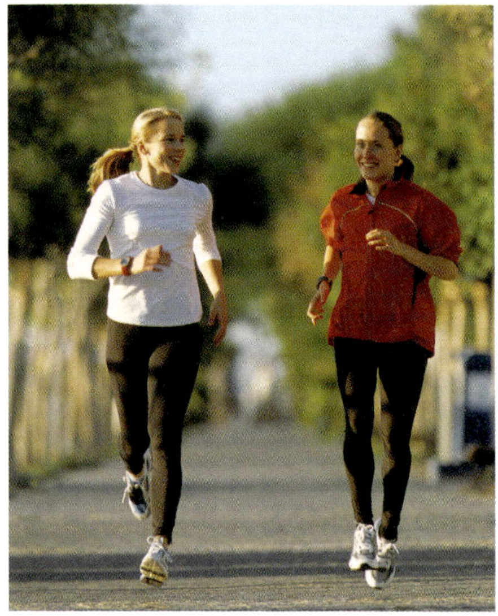

▲ Ihren Laufpartner lassen Sie auch in schlechten Phasen nicht im Stich.

üblichen Lebensweise nimmt der Körper ohne Anpassungen hin.

Emotionen beeindrucken

Mit der Verarbeitung von Informationen im Gehirn ist es ähnlich. Nicht jede Information kann verarbeitet, analysiert und abgespeichert werden. Hier müssen die wichtigen von den unwichtigen fein säuberlich getrennt werden.

Erinnern Sie sich noch an das Oberteil der Verkäuferin in der Bäckerei? Wohl kaum, denn das ist auch nicht wichtig für Sie. Finden Sie diese Frau außergewöhnlich hübsch und sympathisch, so wird Sie Ihnen bestimmt in Erinnerung bleiben. Was macht den Unterschied

Gut zu wissen

Hormone des Glücks und der Motivation

Sie sind die Zwillinge des Glücks – die Hormone Dopamin und Serotonin. Dopamin ist ein Alleskönner. Es steuert die Aufmerksamkeit, macht wach und stimmt uns euphorisch. Es lässt auf den Entschluss die Tat folgen, weshalb es auch als das „Molekül des Antriebs" bezeichnet wird. Dopamin signalisiert dem Gehirn den positiven Wert eines Ereignisses. Als Folge dieser Verknüpfung drängt es das Gehirn zur Wiederholung. Es wirkt angstlösend, stimuliert die weißen Blutkörperchen und stärkt damit die Immunabwehr. Dopamin fördert die Reaktions- und Konzentrationsfähigkeit. Es steuert die Feinmotorik und fein abgestufte Bewegungen. Kurzum, ein Zuwenig an Dopamin im Körper macht das Leben weniger lebenswert.

Der andere Teil des „Glücksduos" ist das Hormon Serotonin. Es beeinflusst Schlaf und Appetit und macht ruhig und ausgeglichen. Selbst im Darm regt es die Bewegung an, die Basis einer gesunden Verdauung. Ein Mangel an diesem Hormon führt zu Depressionen und wird mit sehr schmerzvollen Migräne-Anfällen in Verbindung gebracht. Dauerhafter Mangel fördert außerdem Ess-, Belastungs- und Angststörungen.

Bewegung setzt Hormone frei

Die enorme Bedeutung der Hormone sehen Sie an ihrer Einordnung unter die so genannten Glückshormone. Der Spiegel dieser Hormone bestimmt mit seinen unterschiedlichen Auswirkungen ganz erheblich das Lebensglück und die Lebensqualität.

Und jetzt raten Sie, wodurch sich die Hormonspiegel erhöhen lassen: durch Bewegung!

aus? Die ankommenden Signale werden im Gehirn als wichtig bewertet und weiterverarbeitet. Emotionen leisten die Bewertung. Sie sind das Salz in der Suppe des Lebens, sie machen den Unterschied zwischen Vergessen und Erinnern aus.

> Jedes Verhalten, das mit vorzugsweise positiven Emotionen einhergeht, bleibt lange im Gedächtnis haften.

Wenn wir einen Sport „mit Herzblut" treiben, wird die Seele sich an die mentalen Wohltaten von Bewegung erinnern. In Erwartung einer psychischen Belohnung – Sport verwöhnt die Seele! – will sie dieses Wohlgefühl immer wieder herstellen.

Das Hormon des Belohnungssystems, Dopamin, spielt hier eine übergeordnete Rolle. Es wird immer dann vermehrt ausgeschüttet, wenn interessante, neue, positive Signale verarbeitet werden. Ein langweiliges, eintöniges Leben führt zu einem niedrigen Dopaminspiegel mit verschiedenen negativen Auswirkungen (siehe Kasten oben).

Ein öder Beruf und stundenlanges Fernsehen machen aus dem Menschen ein Wesen, das körperlich und mental in den Winterschlaf geht und sozusagen emotional und physisch heruntergepegelt ist. Was für die meisten Bereiche des menschlichen Organismus gilt, gilt auch hier: Ohne Training erfolgt ein Funktionsabbau. Wer nicht gefordert wird, stumpft ab.

Gespräche mit sich selbst

Sie glauben, Selbstgespräche führen doch nur Menschen mit psychischen Problemen? Weit gefehlt! Mit wem sprechen Sie im Zimmer Ihres Zahnarztes, bevor Sie an die Reihe kommen? Sie sprechen mit sich selbst, nach dem Motto „Schon der Geruch im Zimmer schlägt mir auf den Magen, jedes Mal ist es das Gleiche!", oder „Ich bin froh, wenn ich hier wieder raus bin!". Gespräche dieser Art begleiten uns in allen Situationen des täglichen Lebens. Erst wenn man uns darauf hinweist, werden sie uns bewusst. Die inneren Dialoge sind nicht hörbar, doch über unsere parallel laufende Mimik und Gestik wird das Umfeld darauf aufmerksam. Fragen wie „Schatz, was denkst du gerade?" kennt gewiss jeder.

Da wir uns unermüdlich mit uns selbst unterhalten, bietet sich die Riesenchance, dies im Sinne eines gewünschten Verhaltens positiv einzusetzen. In anderen Gesprächssituationen können Sie weglaufen oder das Gegenüber ignorieren. Mit sich selbst müssen Sie ein Leben lang auskommen. Wenn Sie unter Druck stehen, zum Beispiel Leistungen punktgenau abliefern müssen, Angst haben oder unsicher sind, torpedieren Sie negative Selbstgespräche besonders stark. Sie machen uns nervöser und kraftloser.

Aber wir können den Spieß umdrehen: So wie Sie in Gesprächen mit anderen

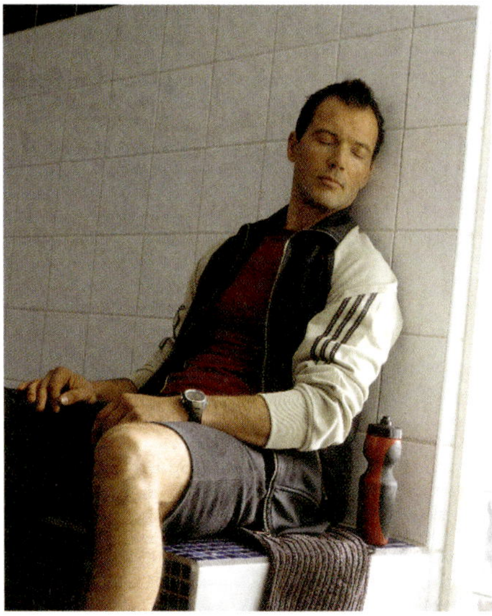

▲ Machen Sie sich das entspannende Gefühl nach dem Sport bewusst.

eigene Ansichten vertreten, können Sie das auch im Selbstgespräch tun. Ob Sie zu einer Sportveranstaltung oder ins Fitness-Center gehen, hängt auch von der Art Ihrer inneren Dialoge ab. Sprechen Sie während des Trainings mit sich. Sätze wie „Sport tut einfach gut, ich fühle mich während des Trainings immer besser" helfen Ihnen, sich die Eindrücke und mentalen Erfolge des Trainings auch für die Zukunft zu sichern. Fassen Sie die Eindrücke in Worte, in Ihre eigenen Worte, die zu der jeweiligen Situation passen. Beten Sie keine vorgefertigten Sprüche nach.

Nicht nur für die gerichtete Aufmerksamkeit auf die psychischen Effekte von Bewegung, sondern besonders für Höchstleistungen ist die „Färbung" der Selbstgespräche von großer Bedeutung. Je nach Art können sie sich leistungsfördernd oder -lähmend auf Ihr Handeln und den Erfolg auswirken.

Nutzen Sie die Erkenntnisse der Psychologie für sich

Eines der Grundgesetze der Sozialpsychologie lautet: „Kontakt schafft Sympathie." Daraus folgt, dass Sie so oft wie möglich Ihre Lauf- oder Radsportgruppe aufsuchen sollten, um diese Sportart bzw. deren Mitglieder sympathisch zu finden. Da es sich bei der Sympathiegewinnung um einen längeren Prozess handelt, der sich nicht schon in nur einem Training vollzieht, sollten Sie der Wissenschaft vertrauen und sich diese Erkenntnis in Ihren Bemühungen, mehr Sport zu treiben, zunutze machen.

Ein Mehr an Vertrautheit führt zu einem Mehr an Gefallen und damit zu guten Gefühlen wie Nähe, Geborgenheit usw. Das wird Sie wie ein Motor immer wieder antreiben, Rad zu fahren oder laufen zu gehen. Immer wenn Sie demotiviert, träge und lustlos sind, denken Sie an den Spruch „Kontakt schafft Sympathie". Irgendwann laufen Sie auf „Ihrer" Laufstrecke, spielen Tennis auf „Ihrer" Anlage. Nur durch Erfahrung und das daraus resultierende Handeln können Sie „Ihre neue Welt" aufbauen. So wird eine Sportart, ein Fahrrad, ein Sportverein ein Teil Ihrer Persönlichkeit, der Ihnen vertraut und lieb geworden ist, eben ein Teil von Ihnen.

Wahrnehmung will gelernt sein

Der Mensch ist nicht nur in der Lage, sich die Reize auszusuchen, die auf ihn einwirken, er kann außerdem die Art seiner Wahrnehmung bewusst steuern. Je geschickter Sie Ihre Wahrnehmung lenken, umso größer sind Ihre Erfolge und damit Ihre Lebenszufriedenheit. Bedenken Sie, dass Ihre Sicht der Welt

Zeit nur für mich

Wenn es Ihnen mit der bisherigen Art Ihrer Organisation nur gelegentlich gelungen ist, sich körperlich ausreichend und regelmäßig zu bewegen, und Sie das ändern möchten, dann sollten Sie die Organisationsstrukturen den neuen Zielen anpassen. Richten Sie sich einen „Ich-Tag" ein. An diesem Tag machen Sie nur Dinge, die Ihre Seele verwöhnen, Ihre körperlichen und mentalen Reserven auffüllen. Diese spezielle Zeit wird nur mit Menschen verbracht, die Sie mögen und die das Ziel, Ihre „Gesundheitsbatterien" aufzuladen, teilen.

Den Ich-Tag planen

Legen Sie Ihren persönlichen „Feiertag" mit Datum fest. Es muss nicht immer der gleiche Wochentag sein, doch Ihr Umfeld sollte informiert sein, damit es nicht zu unnötigen Problemen und Konflikten kommt. Wer kümmert sich um die Kinder, ist das Hallenbad oder das Museum geöffnet? Gut geplant ist halb durchgeführt. Sollte ein „Ich-Tag" pro Woche sich zeitlich einfach nicht einrichten lassen, fangen Sie mit „Ich-Stunden" an. Als Untergrenze setze ich drei bis vier Stunden an, weniger Zeit führt nicht zu der Entspannung und Ablenkung von den Alltagssorgen, die Sie wahrscheinlich brauchen. Die meisten Menschen benötigen die erste halbe Stunde, um in ihren Tag richtig einzutauchen. Je nach Veranstaltungsort verlieren Sie 15–30 Minuten für An- und Rückfahrt.

Wichtig: Haken Sie diesen Tag oder die Stunden nicht als Event ab. Bauen Sie am Ende Ihrer Aktivitäten immer noch Zeit dafür ein, das Geschehene Revue passieren zu lassen. Lassen Sie sich nicht zu schnell wieder von der Hektik des Alltags vereinnahmen. Um die Bedeutung Ihrer Auszeit zu erkennen, ist eine Ausklangphase nötig.

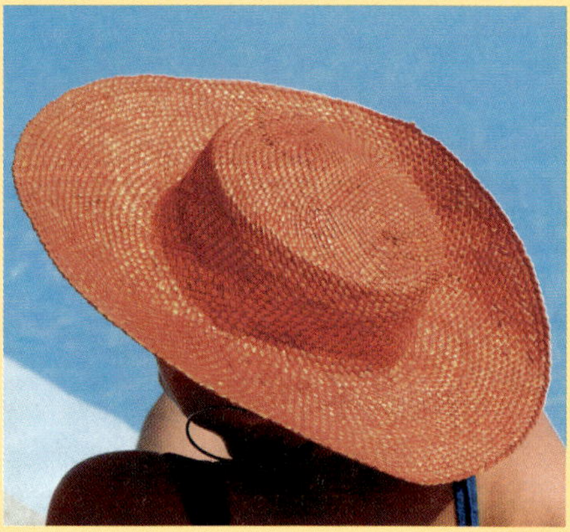

Das Besondere genießen

Da Ihr Gehirn vor allem das Außergewöhnliche erkennt und abspeichert, ist es sinnvoll, dass die Fahrradtour mit Ihrer besten Freundin möglichst in regelmäßig wechselnden, besonderen Landschaften stattfindet. Suchen Sie sich Laufstrecken im Wald, an einem schönen See oder in einem Gebirge aus, die Ihnen auch ein wunderbares Naturerlebnis bieten. Nehmen Sie an besonderen Veranstaltungen wie Erlebnisläufen, Fitness-Stunden von auswärtigen Trainern und neuen Fitness-Kursen teil.

Die Ausnahme von der Regel wird sich Ihnen sofort einprägen und, wenn es Ihnen Spaß gemacht hat, auch für längere Zeit im Gedächtnis gespeichert. Ungewöhnliche, besondere Aktivitäten oder äußere Rahmenbedingungen wie Radfahren im Schnee bieten Ihnen eine sehr gute Gelegenheit, Glück und Freude zu empfinden. Die erlebte Freude wiederum führt beim nächsten Ausflug zu der Erwartung eines neuen Glücksgefühls. Die Hoffnung auf ein ähnliches Lustgefühl ist höchste Motivation für ein nächstes Mal. Jeder Glücksspieler lebt von dieser Erwartungshaltung, oft leider zwanghaft.

Kein Grund für ein schlechtes Gewissen

Ein „Ich-Tag“ oder „Ich-Stunden“ sollten nicht in Freizeitstress ausarten. Weniger, dafür aber intensiver ist hier mehr. Mit Intensität ist nicht etwa der Grad der körperlichen Anstrengung gemeint, es geht vielmehr um die Qualität des Wohlergehens und eine ausreichende Dauer.

Manch einer mag sich an der eher egoistisch anmutenden Bezeichnung „Ich“ stören. Aber hier geht es nicht um Selbstverwirklichung auf Kosten der Kinder, der Familie oder des Lebenspartners. Vor allem

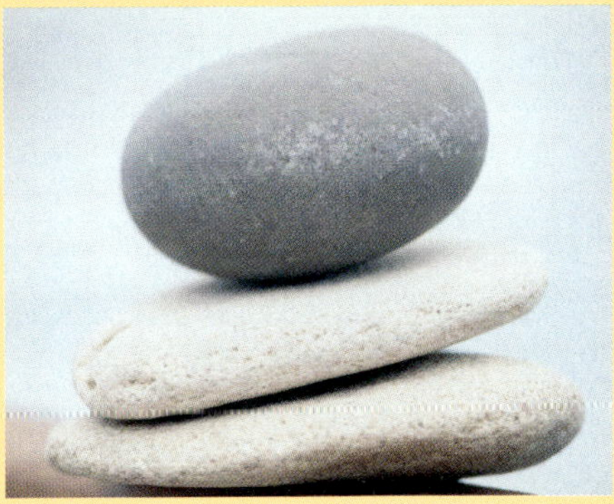

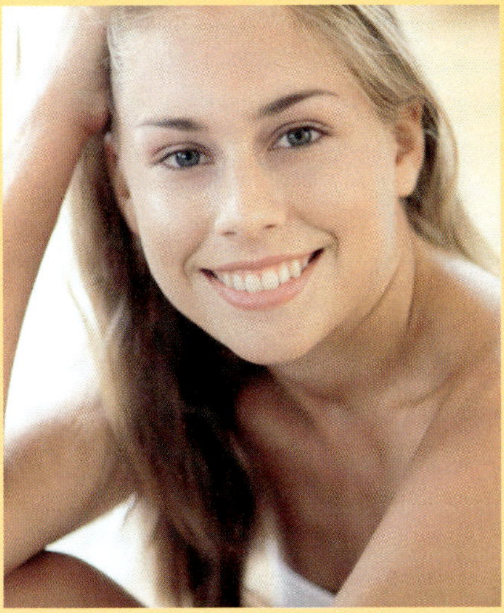

Mütter, Familienväter oder Personen mit Pflegeaufgaben denken nahezu immer an andere und zuletzt an sich. Bedenken Sie jedoch, dass vor allem gesunde, zufriedene und glückliche Menschen ihrer Umwelt auf Dauer etwas geben können. Ohne Gesundheitsoasen, wie es die „Ich-Stunden“ sein können, werden die wenigsten Menschen auf Dauer in der Lage sein, den verschiedenen Aufgaben im Alltag gerecht zu werden. Die Tage des Glücks verhindern ein Ausbrennen mit teils katastrophalen Folgen wie Nervenzusammenbruch oder Herzinfarkt.

Gerade wer viel leisten möchte – ob im Beruf oder im privaten Umfeld –, muss seinen Geist und seinen Körper pflegen. Da Sport und Bewegung beide Aspekte hervorragend abdecken können, empfehle ich Ihnen aus tiefster Überzeugung und mit bestem Gewissen körperliche Betätigung. Egal, was Ihre persönlichen Interessen sind, Kunst, Kultur oder soziale Projekte, bitte bauen Sie körperliche Bewegung von ca. 60 Minuten in diese Zeit mit ein.

entscheidend von Ihren Werten beeinflusst wird. Haben Sport und Bewegung einen niedrigen Stellenwert für Sie, nehmen Sie alles dieser Einstellung entsprechend auf. Ihr kritisches Abwägen zwischen Aufwand und Erfolg macht aus einem kleinen Problem ein größeres. Denn grundsätzlich ist Ihnen das zu erreichende Ziel nicht sehr wichtig, darum hinterfragen Sie den Weg dorthin viel früher und pessimistischer.

Deshalb: Machen Sie Sport zu einer wichtigen Aufgabe, und schon ist Ihre Frustrationstoleranz größer. Sie sind eher bereit, Kraft und Energie dafür aufzubringen, da sich der Aufwand ja lohnt. Überprüfen Sie, welche Bedeutung körperliche Bewegung für Sie hat. Je niedriger die Position auf Ihrer „Rangliste“, desto schneller und intensiver werden Schwierigkeiten wahrgenommen. Wer dem Sport hingegen einen hohen Stellenwert zuweist, hat diese Probleme erst gar nicht.

So lässt sich allein durch eine Veränderung von Werten eine bestimmte Situation verbessern. Werte lassen sich am erfolgreichsten durch eigene Erfahrungen manipulieren. Am Anfang jedes Versuches einer solchen Veränderung steht der Wunsch, überhaupt eine neue Einstellung zu entwickeln. Ist diese Motivation nicht vorhanden, ist das klägliche Scheitern des Versuchs vorprogrammiert.

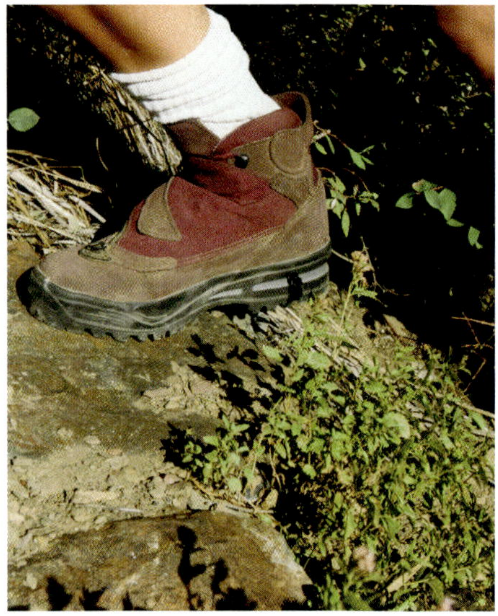

▲ Wenn es hart und steinig wird, ist das Erfolgserlebnis hinterher umso größer.

Die Antenne für mentale Erfolge Für eine dauerhafte, lebenslange Motivation zur Bewegung ist es förderlich, negative Aspekte wie mögliche Verletzungen auszublenden und positive wie die Wahrnehmung entspannter Muskulatur in den Vordergrund zu stellen.

Haben Sie bereits mehrere Versuche unternommen, sich langfristig mit Sport zu beschäftigen? Standen am Ende Ihrer „Bewegungszeit“ Aufwand und Ergebnis in einem schlechten Verhältnis, sodass Sie keinen Erfolg Ihrer Bemühungen gesehen haben? Vielleicht lag es an falschem oder zu häufigem Training, zu niedriger oder zu hoher Intensität oder auch fehlender Regenerationszeit.

Vielleicht hat aber auch die Art Ihrer Wahrnehmung Sie blind gemacht für das Erkennen Ihrer Erfolge – besonders im mentalen Bereich. Hand aufs Herz: Waren Sie nicht entspannter, ruhiger, ausgeglichener in dieser Zeit? Oder haben Sie nur Ihre Aufmerksamkeit auf Ihre Trainingszeiten bzw. die Muskulatur gelenkt? Auf die Muskeln, die sich doch bei so wenig Training (einmal in zwei Wochen) gar nicht entwickeln konnten?

Nach meiner Erfahrung hat jedes Training – auch wenn es aus sportwissenschaftlicher Sicht noch so unsinnig ausgeführt wurde – einen mentalen Nutzen. Bedauerlicherweise hatten Sie zu diesem Zeitpunkt keine Antenne für die mentalen Erfolge Ihres sportlichen Trainings. Ihr Empfang war auf rein körperliche Aspekte der Anpassung gerichtet. Das können Sie ändern, indem Sie Ihre Wahrnehmung schulen!

Info

Das Phänomen, dass Dinge unterschiedlich wahrgenommen werden können, wurde von dem Psychologen Edgar Rubin erforscht. Der so genannte Rubinsche Becher zeigt die „Figur-Grund-Unterscheidung", bei der sich Figuren vor einem Hintergrund abheben. Je nachdem, wie man schaut, zeigen sich unterschiedliche Motive (s. Abb. oben rechts).

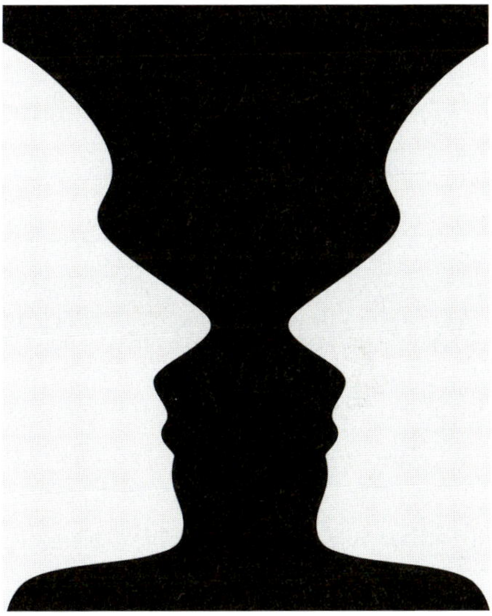

▲ Der Rubinsche Becher: Dieses Bild hat eindeutig zwei Gesichter.

Eine Frage der Perspektive Kennen Sie nicht auch das Phänomen, dass Sie die gerade gekaufte Jacke auf einmal bei jeder dritten Frau zu erkennen glauben? Das neue Stück ist Ihnen momentan wichtig, deshalb ist Ihre Wahrnehmung darauf gerichtet. Ein anderes Beispiel: Sie sind zu einer Party eingeladen, kennen von den vielen Gästen nicht einen und fühlen sich einsam. Dann taucht ein Freund auf, der all diese Unbekannten mit einem Mal in den Hintergrund drängt.

Auf den Sport übertragen, bietet dieses Wahrnehmungsvermögen folgende Chance: Wenn Sie sich zum Beispiel auf dem Tennisplatz unwohl fühlen, dann

HINTERGRUND

Was versteht man in der Sportwissenschaft unter Training?

Drei Grundsätze charakterisieren den Trainingsbegriff:

Erstens: Das Training muss systematisch und nicht zufällig angelegt sein. Zweitens: Die Inhalte werden mit den Zielen festgelegt und klar definiert. Drittens: Das Training verläuft nach einem Trainingsplan, und die Übungen bedürfen einer ständigen Wiederholung.

Das sollte so lange fortgesetzt werden, bis man den Sport richtig gut beherrscht, am besten bis hin zur Perfektion. Wie erfolgreich ein Training ist, zeigt sich in der Kontrolle, etwa im Wettkampf oder an klar messbaren Daten wie Zeiten usw.

„kippen" Sie einfach die Wahrnehmung, weg vom „Hintergrund" Tennisplatz hin zum Mitspieler oder anderen sympathischen Menschen auf dem Platz. Sind Sie mit einer Radgruppe unterwegs, konzentrieren Sie sich auf die Ihnen angenehmen Bekannten, nicht auf die zwei oder drei missmutig dreinschauenden Mitfahrer.

Das Beispiel mit der Jacke hat gezeigt, dass wir bereits über die Fähigkeit verfügen, Figuren bzw. Gegenstände von ihrem Hintergrund abzuheben. Unbewusst können und tun das die meisten bereits. Nun gilt es, sich diese Unterscheidung und Wahrnehmung zunutze zu machen für das Ziel, sich sportlich zu betätigen und sich dabei noch gut zu fühlen. Wenn Sie momentan keinen angenehmen Bezugspunkt in Ihrer Sportumgebung haben, dann sollten Sie sich einen schaffen. Wie das geht? Ganz einfach: durch Kommunikation. Sprechen Sie eine Person an, stimmt die Chemie, entwickeln Sie Ihre positive „Figur" für die Zukunft.

▶ Lenken Sie Ihre Aufmerksamkeit beim Sport auf einen angenehmen Bezugspunkt.

Doch wie erwerben Sie die Fähigkeit des Umschaltens von unangenehmen auf Ihnen angenehme, den Zielen förderliche Aspekte einer Situation? Machen Sie es

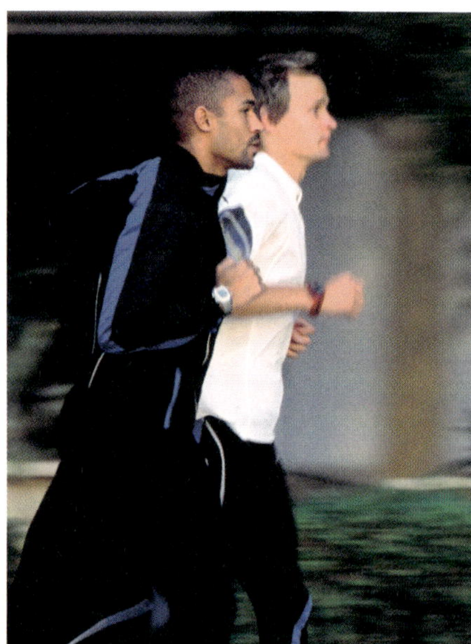

wie Hochleistungssportler, Ärzte, Musiker, kurzum wie Menschen, die etwas lernen möchten: Trainieren Sie es. Denn Training ist die Basis für gutes Gelingen und für die Entwicklung von Fähigkeiten schlechthin.

Trainieren Sie das Umschalten! Um die Fähigkeit des Umschaltens jederzeit einsetzen zu können, sollten Sie Ihr Wahrnehmungs-Training in den Situationen absolvieren, in denen Sie nicht unbedingt umschalten müssen. Auf diese Weise geraten Sie nicht unter Druck und können entspannt üben. Schalten Sie bewusst zwischen dem Hintergrund, etwa der Wohnung eines Freundes, und den darin befindlichen Personen um, wenn es die Situation möglich macht (besser nicht mitten in einem Gespräch). Spitzenleute, ganz gleich auf welchem Gebiet, analysieren die Bedingungen, die zu extrem schlechten bzw. außergewöhnlich guten Leistungen geführt haben. Ob Buchautoren auf einer einsamen Berghütte oder mitten im prallen Leben ihren Bestseller schreiben, ob Musiker vor ihrem großen Auftritt eine Massage genießen oder eine deftige Mahlzeit zu sich nehmen, es gibt immer individuelle Gegebenheiten, die die jeweiligen Leistungen fördern oder behindern.

Lernen Sie von den Besten und untersuchen Sie die für Sie persönlich günstigsten Rahmenbedingungen. Je weniger Überwindungsarbeit Sie leisten müssen, um sich sportlich zu bewegen, umso besser.

AUS DER PRAXIS

So optimieren Sie Ihre Leistung!

Ich frage mich häufig, welche Voraussetzungen für mich persönlich erfüllt sein müssen, um zum Beispiel ein Seminar erfolgreich zu leiten oder einen guten Vortrag zu halten. Dazu erinnere ich mich an Tagesabläufe von Seminaren und Vorträgen, wiederhole diese und analysiere dann die Gründe für den Erfolg oder Misserfolg. So weiß ich, dass ich möglichst frühzeitig am Veranstaltungsort erscheinen sollte, um ein Gefühl für die Räumlichkeiten zu bekommen und die nötige Zeit und Ruhe zur Vorbereitung zu haben.

Folgende Fragen werden Ihnen helfen, Ihre idealen „Sportbedingungen“ zu entdecken:

- An welchem Wochentag fällt es mir leicht, mein Bewegungsprogramm umzusetzen?
- Zu welcher Tageszeit benötige ich die geringste Motivation, um aktiv zu werden?
- Was muss ich vorher machen bzw. unterlassen, damit ich ganz besonders energiegeladen meine Ziele verwirklichen kann?
- Was sollte ich wie lange vorher essen?

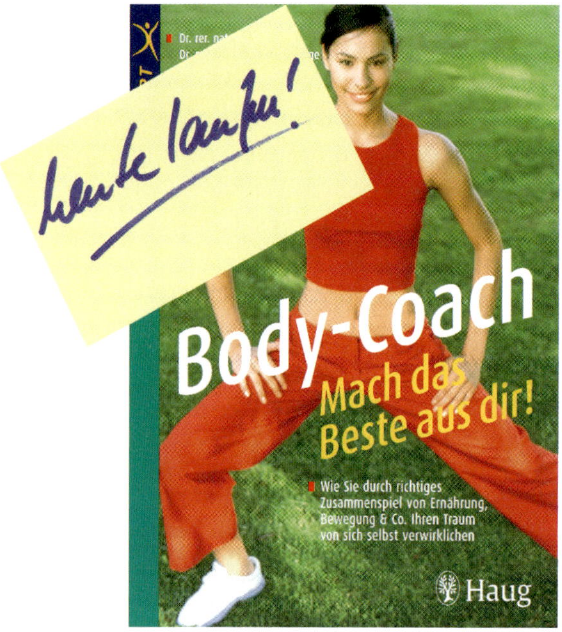

▲ Gelbe Klebezettel helfen der Motivation auf die Sprünge.

Eselsbrücken für die Motivation

Manche Menschen vergessen, täglich zwei bis drei Liter Wasser zu trinken. Andere „vergessen", sich im Laufe einer Woche sportlich zu betätigen. Gegen das Vergessen wirken Erinnerungshilfen in Form von Plakaten, Postern, Büchern oder Sportgeräten, die an Stellen platziert werden, die Sie häufig aufsuchen. Der Computer kann Ihnen mit Übungen, die turnusmäßig auf dem Bildschirm erscheinen, einen Erinnerungsdienst leisten. Besonders, wenn Ihnen Ihr Sport noch nicht in Fleisch und Blut übergegangen ist, sind Erinnerungshilfen sehr sinnvoll. Später erinnert Sie Ihr Körper von selbst und auch Ihre Psyche fordert von Ihnen, sich sportlich zu bewegen.

Reflexion und Analyse motivieren

Zielorientierte Menschen fragen sich bei Projekten immer, welchen Beitrag sie zu dem Ergebnis geleistet haben. Sowohl bei Erfolg als auch bei Misserfolg lernt der Betreffende aus Reflexion und Analyse. Am Ende eines Erfolgs wächst aus der Reflexion ein Gefühl der Kompetenz und ein höheres Selbstbewusstsein. Wir kennen alle die Tatsache, dass wir besonders gerne Dinge tun, die wir gut können. War das Projekt hingegen ein Misserfolg, kann man es beim nächsten Mal besser, zumindest aber anders machen.

Wer nicht reflektiert, beraubt sich der Chance, sich weiterzuentwickeln. Sie tun immer dasselbe und erreichen zwangsläufig immer denselben Effekt. Wem das genügt, der sollte so weitermachen. Wer mehr aus seinem Leben und seinen Fähigkeiten machen möchte, muss sein Handeln und sein Leben von Zeit zu Zeit analysieren. Analysieren Sie Ihr Sportverhalten regelmäßig, um Motivationsprobleme zu vermeiden. Hinterfragen Sie Ihr Tun kritisch! Die positiven Auswirkungen körperlicher Betätigung sind längst bewiesen, nun liegt es an Ihnen, Ihren Weg dorthin zu finden.

Gefühle bestimmen unser Leben

Was sind eigentlich Gefühle bzw. Emotionen? Wenn wir uns Gefühle vor Augen führen, haben wir bestimmte Vorstellungen und Abbildungen eines speziellen körperlichen Zustandes. Was verbinden Sie beispielsweise mit dem Gefühl Traurigkeit? Mir fallen dazu hängende Schultern ein, man bewegt sich langsam und hat vielleicht einen schlurfenden Gang, weil man keine Energie in sich spürt. Der Blick geht nicht in die Ferne, in die Zukunft, sondern ist auf den Boden gerichtet, verursacht durch eine schlaffe Nackenmuskulatur.

Nutzen Sie Ihre Körperhaltung

Doch was passiert wohl, wenn Sie sich in traurigen Phasen körperlich anders verhalten und bewegen? Es ist einen Versuch wert: Machen Sie aus Ihrem langsamen Gang einen zügigen. Heben Sie bewusst den Kopf, und schauen so weit wie möglich in die Ferne. Wenn Sie jetzt noch die Arme hinter dem Körper kreuzen, dann entsteht in Ihrem Gehirn ein Chaos: Auf einmal passt zum Gefühl der Traurigkeit mit seinen abgespeicherten Körperwahrnehmungen nicht mehr das entsprechende körperliche Wahrnehmungsprotokoll. Ihrem Gehirn wird ein energiegeladener Zustand des Körpers signalisiert, und im Sinne einer positiven Rückkopplung schaltet das Gehirn auf das Gefühl um, das es mit diesen Abbildungen des Körpers verbindet, nämlich auf das der Zuversicht oder der Hoffnung.

Es wäre natürlich zu einfach, wenn nur durch die Veränderung von Körperpositionen starke Gefühle wie Traurigkeit nach dem Tod eines guten Freundes in Zuversicht umgewandelt werden könnten. Das allein funktioniert nicht. Doch bedenken Sie, dass Sie schon mit der kleinsten gefühlten Verbesserung etwas stärker motiviert werden und

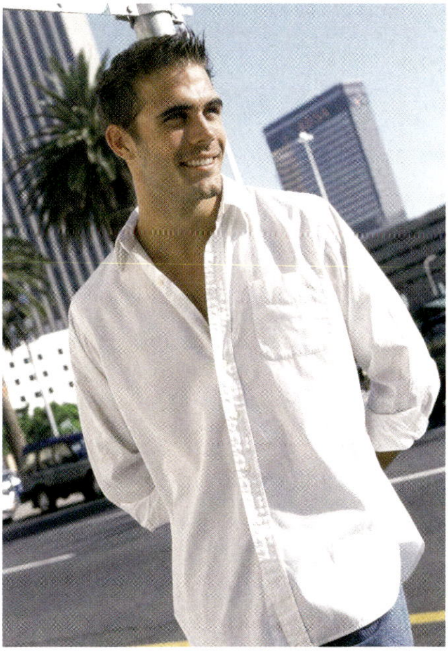

▲ So sieht eine positive, energiegeladene Körperhaltung aus.

so die Situation aktiver gestalten und verändern können. Sie fühlen ein wenig mehr Energie, und schon alleine das motiviert Sie, sich zum Besuch eines engen Freundes oder im Trauerfall auch eines Seelsorgers aufzuraffen.

Stärken Sie Ihr Selbstvertrauen

In Zeiten unsicherer Renten, erhöhter Terrorismusgefahr, steigender Arbeitslosigkeit und der Inflation von Werten und Moralvorstellungen sollten Sie sich wieder auf den Menschen besinnen, der Ihnen am nächsten steht: auf sich selbst. Das ist wahrlich kein Aufruf zum Ellenbogen-Egoismus, eher zum Prinzip „Liebe dich selbst, damit du deinen Nächsten lieben kannst".

Da sich der Mensch heutzutage immer mehr als Spielball der Gesellschaft versteht, verliert er zunehmend den Glauben an die eigenen Handlungsmöglichkeiten. Machtlosigkeit führt auf Dauer zu Trägheit und Depressionen, kurz zum Rückzug aus dem aktiven Leben.

Info

Amerikanische Studien zeigen, dass selbstbewusste Menschen aufgrund ihrer positiven Selbsteinschätzung besser in der Lage sind, sich aus kritischen Phasen zu befreien, als weniger selbstbewusste. Sie wissen, dass sie mit ihren eigenen Mitteln eine Situation verändern und dadurch auch ihre eigene Stimmung beeinflussen können.

Tipp

Wer beruflich kreativ sein muss und auf intelligentes Denken angewiesen ist, sollte dafür „gut drauf" sein. Traurigkeit bindet nicht nur Energie, sie verlangsamt auch Denkprozesse. Glücksgefühle wirken wie ein Turbo für geistige Höchstleistungen: Das Denken wird beschleunigt.

Nutzen Sie die Möglichkeit, mit Sport und Bewegung wieder eine Beziehung zu Ihrem Körper und Ihrer Psyche aufzubauen. Lernen Sie, wie Sie Ihre Gefühle positiv beeinflussen können und dabei auch noch etwas für Ihr Aussehen tun. Stärken Sie Ihre Psyche, denn sie spielt eine Schlüsselrolle für ein gelungenes und zufriedenes Leben.

Ist Ihr Körper fit und gesund, können Sie Stärken aus jüngeren Jahren wieder aufleben lassen. Damals haben Sie gehandelt, übernahmen dafür die Verantwortung und waren sich schon vorher sicher, dass auch alles klappen würde. Vereinfacht ausgedrückt: Sie hatten Vertrauen in Ihre eigenen Fähigkeiten. Zu diesem Selbstbewusstsein können und sollten Sie zurückkehren. Das ist der Boden, auf dem ein erfülltes Leben wachsen kann.

Auf das Wie kommt es an

Aufgrund Ihrer Lebenserfahrung wissen Sie, dass glückliche Lebensphasen, Gott sei Dank auch unglückliche, nicht ewig andauern. Wenn Sie nun in den schlechten Phasen wissen, wie Sie negative Gefühle durch positive vertreiben können, braucht Ihnen um Ihre Zukunft nicht bange zu werden. Sie sehen das halb volle und gleichzeitig halb leere Glas und können mit beiden Wirklichkeiten

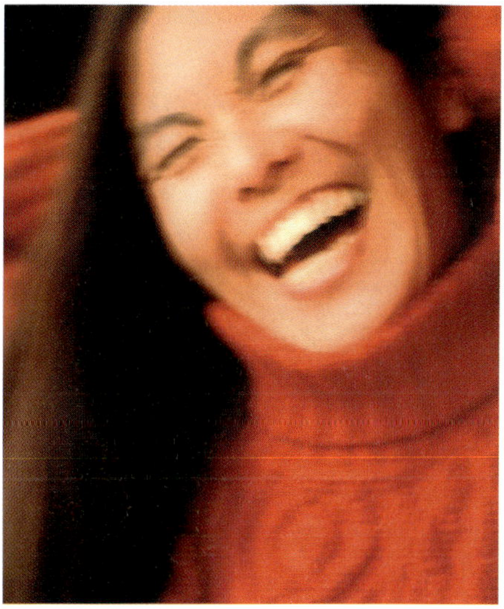

▲ Auch an Regentagen wird Sie ein sonniges Gemüt aufbauen.

leben. Ist es Ihnen auch schon einmal so ergangen, dass Sie im Rückblick auf Veranstaltungen dachten, dass eigentlich alles schief ging, was schief gehen konnte, es aber trotzdem wunderschön war? Ich habe mal einen furchtbar verregneten Junggesellenabschied miterlebt. Im Grunde klappte nichts: Alle sportlichen Vorhaben mussten wegen des schlechten Wetters abgesagt werden, der reservierte Tisch in einem zünftigen Gasthaus mit Musik und Weißwurst war angeblich nicht reserviert worden, und Weißwürste gab es auch keine mehr. Wo immer wir auch hinfuhren oder -gingen, es regnete ohne Unterlass wie aus Kübeln. Eigentlich sollte man meinen, dass alle Teilnehmer schlechte Laune gehabt hätten. Doch das Gegenteil war der Fall: Wir machten aus der Situation das Beste und hatten viel Spaß. Wir hatten uns alle – wahrscheinlich unbewusst – vorgenommen, ein schönes Wochenende mit unserem Freund zu verbringen. Das wurde es dann auch, und wir werden es ein Leben lang in guter Erinnerung behalten. Was zeigt dieses prägnante Beispiel? Es ist weniger entscheidend, *was* man erlebt, als *wie* man es erlebt.

Das falsche Paradies

Welcher Mensch möchte nicht glücklich sein? Doch wohl jeder! Aber wie viele tun wirklich etwas für ihr Glück?

Durch Trägheit, Lethargie und Abwarten lässt sich kein Glück erzeugen. Man könnte meinen, das Glück entspringe einem bequemen, vergnügungsreichen Leben im Paradies. Wenn das so wäre, gäbe es keine „Paradies-Depression“?

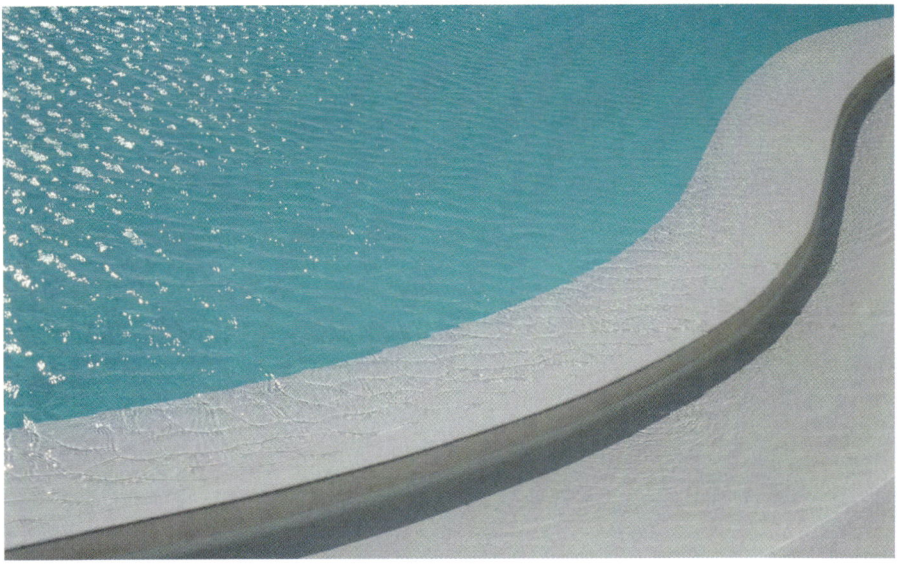

▲ Ohne einen Lebenssinn wird das schönste Paradies auf Dauer langweilig.

Die Menschen im Paradies leben so, wie es sich viele wünschen: finanziell unabhängig, in warmen südlichen Ländern. Ihnen sollte das Dasein eigentlich viel Freude bereiten, denn es gibt überhaupt keinen Grund, aus dem sich Depressionen einstellen sollten. Sie können aufstehen, wann sie wollen, brauchen nicht zu arbeiten und haben genügend Zeit und Geld, sich das leichte Glück in Form von Ausflügen, Alkohol und Partys zu organisieren. Doch was als Traum begann, endet für immer mehr Menschen, die es mit 50 geschafft haben wollen, als Albtraum. Ohne einen Sinn im Leben und eine Aufgabe wird es selbst im Paradies langweilig. Wie Thomas von Aquin schon wusste: „Trägheit macht traurig."

Die Kraft der Emotionen

Neue Erkenntnisse der Neurowissenschaft geben Auskunft über das enge Zusammenspiel von Psyche und Körper. Der internationale Bestseller des amerikanischen Professors für Psychiatrie David Servan-Schreiber mit dem Titel „Die neue Medizin der Emotionen" ist nur ein Beleg für die großen Veränderungen in der Behandlung von Körper und Geist in Psychologie und Medizin. Gesund zu werden ohne Medikamente, das ist das angestrebte Ziel. Betrachtet man die neuen Erkenntnisse, scheint das auch zunehmend zu gelingen. Der Einfluss der Psyche, also die Macht der Gedanken, auf die körperliche Gesundheit gewinnt immer mehr an Bedeutung.

Wer Kontrolle über seine Emotionen hat, der ist in der Lage, über diese einen Großteil seiner Körperfunktionen wie das Herz-Kreislauf-System, die Hormone und das Verdauungs- bzw. Immunsystem positiv zu beeinflussen. Gerät dieses äußerst sensible System hingegen aus dem Gleichgewicht, sind Ängste, Depressionen und Stress die konsequente und leider zum Teil auch lebensbedrohende Folge. Sie kennen Redewendungen wie „Mir läuft die Galle über“ oder „Das ging mir zu Herzen“. Im Alltag schenkt man diesen Äußerungen viel zu wenig Beachtung, vor allem dann, wenn sie von einem selbst kommen. Oder denken Sie an die Beispiele älterer Ehepaare, wo kurze Zeit nach dem Tod des Partners der zurückgebliebene „an gebrochenem Herzen“ stirbt. In den meisten Fällen ist das Herz gesund, aber die Psyche reagiert mit massiven Depressionen. Die oben genannten Redewendungen drücken aus, wie sich der Körper bei dieser Emotion anfühlt.

Depressionen müssen als Frontalangriff auf die Gesundheit des Menschen angesehen und ernst genommen werden.

Führen Sie sich in Versuchung Vertreiben Sie Ihre negativen Gefühle mit guten. Gute Gefühle sind kein Schicksal, man kann sich um sie bemühen. Schon Aristoteles meinte, dass Glück die Folge einer Tätigkeit sei. Neben Sex ist Sport bzw. körperliche Bewegung das sicherste Mittel, die Stimmung zu heben. So könnte man hinterfragen, ob sich Sportler an der Bewegung erfreuen, weil ihre Grundstimmung bereits eine positive ist oder weil die Stimmung durch Sport tatsächlich besser wird. Beides trifft zu, und das liegt daran, dass unser Gehirn nur in wenigen Ausnahmen zwischen Ursache und Wirkung unterscheidet.

Da im Gehirn wechselseitige Verknüpfungen zwischen Handeln und Erleben bestehen, kann beinahe jede Aktion wieder auf sich selbst zurückwirken. In der Technik nennt man diesen Zusammenhang Regelkreis. Sport und körperliche Bewegung führen zu einer Ausschüttung von Glückshormonen wie Dopamin und Serotonin (s. S. 85). Sie bilden mit anderen die Basis für ein gutes Lebensgefühl. Glück ist demnach keineswegs Glückssache. Es fällt nicht

▼ Spüren Sie im Wasser die Leichtigkeit Ihrer Füße.

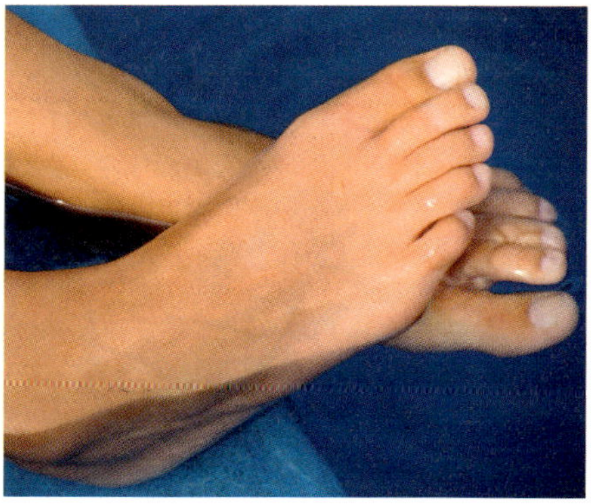

Gesundes Denken – gesundes Immunsystem

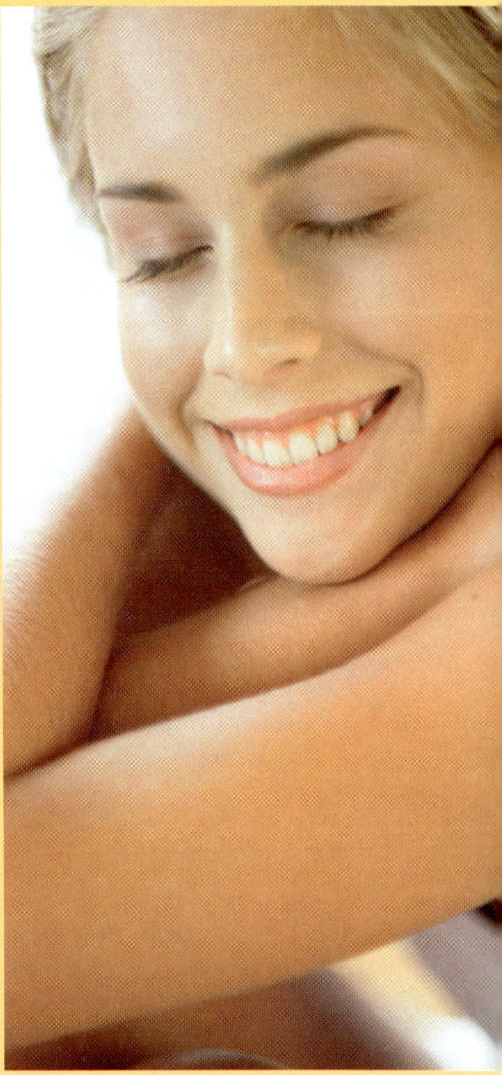

Erinnern Sie sich an den schönsten Moment der letzten Wochen. Durchleben Sie ihn so präzise wie möglich. Wenn Sie damit womöglich sogar ein Musikstück verbinden, spielen Sie es, während Sie sich erinnern. Welche Personen waren in Ihrer Nähe? Wo fand das Ereignis statt? Sehen Sie in Ihr freudiges Gesicht.

Sie fragen sich jetzt wahrscheinlich, was das soll. Amerikanische Wissenschaftler konnten durch Studien beweisen, dass die Erinnerung an ein schönes Gefühl zu einer Veränderung der Herzfrequenzvariabilität führt: weg vom unregelmäßigen Rhythmus hin zum regelmäßigen, zur Kohärenz. Die Herzkohärenz beschreibt die Fähigkeit des Herzens, sich den inneren und äußeren Beanspruchungen anzupassen, und zwar mit der Fähigkeit, den zeitlichen Abstand von Herzschlag zu Herzschlag laufend zu verändern.

Gegenspieler in unserem Nervensystem

Die Anpassung des Herzens spiegelt die optimale Koordination des sympathischen und parasympathischen Nervensystems wider. Das sympathische Nervensystem kommt bei typischen Flucht- oder Kampfsituationen ins Spiel. Körperlich äußert sich dies unter anderem in einer erhöhten Energiebereitstellung, einer beschleunigten Atmung und Herzfrequenz. Der Gegenspieler ist das parasympathische Nervensystem, welches Erholungssituationen anregt. Dies wiederum geschieht in Form von

Wissen

Wussten Sie, dass eine Depression nach einem Herzinfarkt den Tod eines Menschen innerhalb der nächsten sechs Monate besser vorhersagt als alle Messungen der Herz-Kreislauf-Funktionen?

Energiespeicherung, besserer Durchblutung der inneren Organe und der Haut, besserem Schlaf und besserer Verdauung. Die beiden Systeme bedingen sich gegenseitig. Ist ein System dominant, tritt das andere in den Hintergrund. Ein Gleichgewicht der beiden Systeme, auch Homöostase genannt, kennzeichnet einen gesunden Menschen. Ist die Anpassungsfähigkeit des Herzens herabgesetzt, bedeutet das ein akutes Gesundheitsrisiko. Der Einfluss der Psyche auf die unterschiedlichen Körperfunktionen ist dabei nicht zu unterschätzen.

Die Rolle der Psyche

In Zukunft müssen Ärzte immer stärker die psychische Situation ihrer Patienten berücksichtigen, um eine genaue Diagnose treffen zu können. Im Wissen, dass ca. 20–25 Prozent der Patienten mit Herz-Kreislauf-Erkrankungen eine Depression aufweisen, sollte Wert auf die Behandlung dieses krankhaften Gemütszustandes gelegt werden. Denn mit der Depression gehen eine höhere Herzfrequenz und eine eingeschränkte Herzfrequenzvariabilität einher.

Kommen wir zu unserem Beispiel zurück: Sie erinnern sich an ein schönes Erlebnis. Nun verändert sich Ihre Herzfrequenz in einen Zustand der optimalen Anpassung an Belastungen. Ihr emotionales Gehirn nimmt wahr, dass es dem Körper besser geht. Die vom Gehirn aufgenommene gute Botschaft veranlasst nun den Körper, noch einmal die Anpassung zu verstärken. Es kommt zu einer positiven Rückkopplung, der Sog der guten Gefühle beginnt. Das beruht auf der Tatsache, dass Ihr Gehirn nicht unterscheiden kann zwischen real erlebten und nur imaginierten Gefühlen.

Angst, Stress und Depressionen hemmen nicht nur die Aktivität der so genannten Killerzellen, der ersten Verteidigungslinie Ihres Immunsystems, sondern sie haben unmittelbaren Einfluss auf die Anpassungsfähigkeit Ihres Herzens. Diese negativen Emotionen lösen dort eine Chaossituation aus, die in höchstem Maße ungesund für den gesamten Organismus ist.

Die Variabilität des Herzens

Eine niedrige und unregelmäßige Herzfrequenzvariabilität ist ein Alarmzeichen für die Gesundheit. Denn je geringer die Variabilität ausfällt, umso größer ist die Gefahr eines tödlichen Herzversagens. Das Herz reagiert nicht mehr angemessen auf Gefühle. Zum Zeitpunkt des Todes ist die Variabilität am niedrigsten.

Eine große regelmäßige Herzfrequenzvariabilität bedeutet für den Körper Energieeinsparung. Die Abläufe des gesamten Organismus laufen rund und harmonisch. Menschen mit großer Variabilität können gut schlafen und fühlen sich weniger angespannt, da sie mithilfe des Parasympathikus entspannen können. Der Gleichklang der zwei Systeme bedeutet jedoch nicht eine entrückte, völlig entspannte Grundstimmung, im Gegenteil: Im Zustand großer Variabilität sind Sie sehr einfallsreich, reagieren intelligent auf Unvorhergesehenes und finden in Konflikten schnelle und gute Lösungen.

Tipp

Lassen Sie sich von Ihrem Computer oder Laptop zu einer bestimmten Uhrzeit an Ihr Vorhaben erinnern. Ein guter Zeitpunkt wäre zehn Minuten vor Ende Ihrer Arbeitszeit, wenn diese geregelt endet.

vom Himmel, sondern ist das positive Ergebnis einer aktiven Handlung.

Denken Sie möglichst häufig an Ihre sportlichen Vorhaben. Sie zwingen sich einerseits zu einer Entscheidung für oder gegen Ihre Ziele und erhöhen andererseits die Wahrscheinlichkeit eines guten, starken Moments. In diesem Augenblick denken Sie an Ihr Fitness-Programm und führen es tatsächlich aus.

Die Psychologie des Aufschiebens

Sie wissen, dass es höchste Zeit ist, sich sportlich zu betätigen, schieben Ihr „Gesundheitsprojekt" aber immer wieder auf die lange Bank. So langsam wird Ihnen bewusst, dass Sie an der so genannten „Aufschiebekrankheit" leiden. Hin und wieder regt sich sogar der Verdacht auf ein chronisches Beschwerdebild, denn Sie ertappen sich immer häufiger beim „Vor-sich-her-Schieben" von verschiedenen Plänen oder Projekten. Wie jede Krankheit hat auch das chronische Aufschieben Symptome und Ursachen. Gott sei Dank gibt es auch hier wie für die meisten Krankheiten eine sinnvolle Therapie.

Man schiebt am liebsten die Dinge auf, die mit hoher Wahrscheinlichkeit Unlustgefühle provozieren. Vorangegangene Erfahrungen oder Vorurteile bedingen solche Einschätzungen. Unlust entsteht unter anderem aus Angst vor öffentlicher Beachtung und folgender negativer Bewertung. Die anderen Sportler beobachten Sie und bewerten Ihre „Künste"; das ist Ihnen unangenehm. Hinzu kommen die eigenen Erwartungen an sich, die möglicherweise sehr stark von der tatsächlichen Leis-

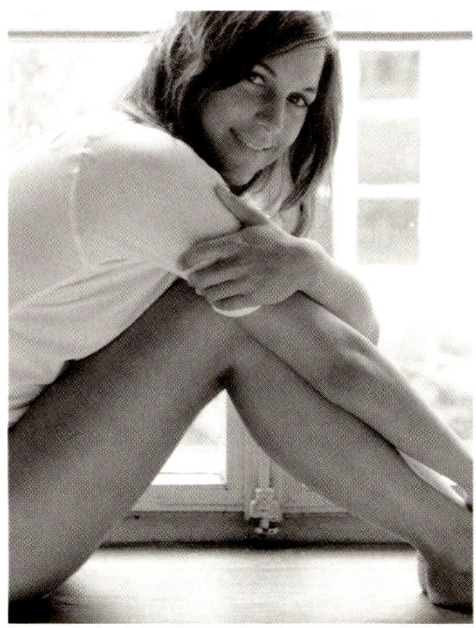

▲ Lernen Sie, mit negativen Gefühlen umzugehen.

tung oder Ihrem Verhalten abweichen. Die Gefahr, von sich selbst enttäuscht zu werden, droht ständig und führt zu einem negativen Selbstbild. An dieser Stelle sollte die Frage erlaubt sein: Wer hat Ihnen eigentlich eingeredet, dass Ihr Wert für andere und Ihr Selbstwert abnehmen, nur weil Sie keine Sportskanone sind? Niemand, nur Sie selbst, oder? Demnach müssten Sie sich das auch wieder selbst ausreden können.

Der Wunsch nach Perfektion ist kontraproduktiv. Wenn Sie etwas nicht sofort hundertprozentig machen können, dann lassen Sie es lieber gleich. Sie bleiben dann bereits im Ansatz zum Sporttreiben stecken.

- Noch bevor Sie überhaupt angefangen haben, erstickt der Perfektionismus Ihr eigenes Sportprojekt im Keim.

Gibt es nicht Bereiche, in denen Sie Erfolg haben? Mit hundertprozentiger Sicherheit gibt es diese Bereiche, Sie müssen sie nur wahrnehmen. Erfreuen Sie sich eines großen Freundeskreises? Fragt man Sie häufig um Rat? Auch das sind Erfolge, denn man bittet doch einen Menschen um Rat, dessen Meinung einem wichtig ist, dem man vertraut und den man als kompetent einschätzt. Leider definieren viele Menschen Erfolg – vor allem in beruflicher Hinsicht – ausschließlich durch materiellen Reichtum.

Das Belohnungsdilemma Wir schieben gerne Entscheidungen oder Aufgaben vor uns her, bei denen Erfolge – und damit das Erfolgserlebnis – erst viel später eintreten. Beim Sport muss der Körper erst begreifen, dass Sie es ernst meinen und in Zukunft öfter eine höhere Leistungsfähigkeit benötigen. Nur dann erkennt er für sich einen Sinn darin, sich umständlich anzupassen. Ungeduldige Menschen sind demnach einfache Opfer für die Aufschiebekrankheit.

Der einzige Ausweg aus diesem Belohnungsdilemma ist, die Aufmerksamkeit auf die mentalen Auswirkungen zu lenken. Konzentrieren Sie sich auf die verbesserte Entspannung: Ausdauersport ist für ungeduldige Individuen eine mentale Wohltat, denn meist sind sie chronische Hektiker, die Stress, Ablenkung, Multitasking und Action benötigen. Für solche Menschen ist das ruhige Dahinlaufen, Radfahren, Schwimmen oder Tretbootfahren genau das Richtige. Ein Gegenpol, den es anfangs auszuhal-

Tipp

Machen Sie lieber Tätigkeiten mit schneller Erfolgsgarantie? Haben Sie Probleme mit Stille und Ruhe? Na, dann fangen Sie am besten sofort mit einem „langweiligen“ Ausdauersport an. Der Nutzen für Ihren Körper und Ihre Seele kann nicht hoch genug eingeschätzt werden.

ten gilt. So lange, bis man die Stille und Einförmigkeit schätzen lernt. Infiziert von der Kraft der Langsamkeit und Ruhe werden Sie sich bald nach dieser Art des Auftankens Ihrer fast zur Neige gegangenen Energien sehnen.

Die Angst zu versagen

Beruflich erfolgreiche Menschen schieben häufig ihre sportlichen Ambitionen auf, um eine unangenehme Konfrontation mit einer vermeintlichen Schwäche zu umgehen. Beruflich ambitioniert und sehr erfolgreich, sportlich und gesundheitlich eine Niete! Wer will sich schon freiwillig diese Blöße geben?

Da der Mensch von Natur aus ein Bewegungstier ist, geht es auf Dauer aber nicht ums Wollen, sondern ums „gesunde" Überleben.

- Körperliche Bewegung ist eine Lebensnotwendigkeit.

Nehmen wir an, dass Sie alle wissenschaftlich belegten Argumente für die Bewegung ignorieren. Doch Sie kommen nicht umhin, anzuerkennen, dass auf Dauer auch Ihre „Königsdisziplin", nämlich Ihr beruflicher Erfolg, in Gefahr gerät. Mangelnde körperliche Leistungsfähigkeit in Kombination mit verminderter mentaler Belastbarkeit ist sicherlich kein gutes Erfolgsduo für die Zukunft.

Grundvoraussetzung für Erfolg im Sport, für eine „great performance just in time", ist ein äußerst leistungsfähiger Organismus und eine enorme psychische Belastbarkeit. Funktioniert einer der beiden Faktoren überragend, der andere aber nur unterdurchschnittlich, lassen sich noch gerade eben mittelmäßige Leistungen erzielen. Übertragen auf das Alltagsleben bedeutet das: Sie sind im Beruf topfit, es bleiben Ihnen für andere Lebensbereiche jedoch kaum Ressourcen. Sie leben, um zu arbeiten.

Menschen, die ihr Sport- und Gesundheitsprogramm jahrelang vor sich hergeschoben haben, werden sich zu Beginn neuer körperlicher Herausforderungen möglicherweise etwas schlechter fühlen als vorher. Haben Sie aber erst einmal mit der Angst Kontakt aufgenommen, werden die negative Wirkung und die dazugehörenden Gefühle auch nach und nach verschwinden.

Mein Tipp

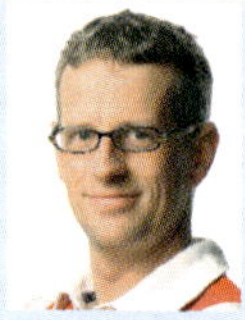

Erinnern Sie sich immer wieder an ein Grundprinzip der Psychologie: Kontakt schafft Sympathie. Sie bauen die Angst ab und fühlen sich besser, wohler und sind letztendlich selbstbewusster.

AUS DER PRAXIS

Umarmen Sie die Angst!

Werden Sie mit Ängsten konfrontiert, ohne handeln zu können, werden Ihre Ängste unweigerlich weiter wachsen. Können Sie sich aktiv mit der Angst auseinander setzen, wird sie abnehmen.

Fazit: Umarmen Sie die Angst, gewinnen Sie ihr etwas Positives ab. Gehen Sie so mit der Angst um, haben Sie die Kontrolle über sie, denn sie kann sich ohne Ihr Zutun nicht verselbstständigen.

Die erfolgreiche Auseinandersetzung mit einem noch so kleinen Problem, die Überwindung auch eines geringen Hindernisses, wird Ihr Selbstbewusstsein und -vertrauen stärken. Jede Lösung eines kleinen Problems versetzt Sie in die Lage, ein großes anzupacken. Betrachten Sie solche Erfolge immer im Gesamtzusammenhang, denn genauso wird die Welt in Ihrem Kopf wahrgenommen. Nichts wird isoliert betrachtet.

Unterschätzen Sie also nicht die Signalwirkung, die von kleinen Erfolgen oder überwundenen Ängsten ausgeht. Lernen Sie, mit Ihren Ängsten kreativ umzugehen.

Training ist der Ursprung allen Könnens!
Der Mensch kommt ohne große Fertigkeiten auf die Welt, er muss sich fast alles aneignen. Jetzt denken Sie einmal daran, wie viel Biss Sie als Baby gehabt haben, frustrierende Dinge zu trainieren. Immer und Immer wieder haben Sie sich hochgerappelt und versucht zu laufen. Hätten Sie diese Ausdauer nicht gehabt, könnten Sie es heute noch immer nicht. Haben Sie die Sache hingeschmissen? Nein, Sie haben mit sturer Beharrlichkeit weitergemacht, bis der Erfolg sich einstellte.

Das Trainingsziel ist, die Unlust in kleinen Happen zu verarbeiten. Doch wie lässt sich die eventuell große Anfangsangst minimieren? Nehmen Sie zum Training einen Freund oder Bekannten mit, dessen Gegenwart Ihnen gut tut, der Ihnen ein Stück der Angst nimmt. Je nach persönlichem Empfinden suchen Sie sich eine Zeit aus, zu der viele Menschen in Ihrer Nähe sind oder eben nur sehr wenige. Das ist keineswegs ein Ratschlag für Beliebigkeit, die Wahl hängt von Ihrer Wahrnehmung ab: Sind Sie der Auffassung, in der Masse vieler Menschen weniger beachtet zu werden und gewissermaßen in der Menge unterzugehen? Dann wirken viele Menschen um Sie herum Angst abbauend. Empfinden Sie aber viele Menschen als viele, möglicherweise kritische Beobachter, dann sollten Sie Zeiten wählen, zu denen nur wenige unterwegs sind.

- Für Sie ist es enorm wichtig, dass Sie Ihre Einstellungen erkennen und entsprechend darauf reagieren können, und zwar hoch individuell.

Selbstbewusstsein und Schönheit

Beide Übungen fördern: straffe und schöne Oberarme.
Helfen besonders bei: Stimmungstiefs, ausgelöst durch einen Blick in den Spiegel; vernachlässigten und schlecht trainierten Strukturen, Bindegewebsschwäche.
Auslöser: lange Untätigkeit.

Die beiden Übungen verbessern Ihr Aussehen, denn sie trainieren Muskelgruppen, die im Sommer gut sichtbar sind, zum Beispiel die Oberarmvorderseite und die Oberarmrückseite. Bilden sich die Muskeln in diesem Bereich zurück, sieht das Gewebe schlaff und unförmig aus. Gezielte Kräftigung sorgt für schöne Oberarme. Die ausgewählten Übungen erhöhen die Spannung in der Muskulatur. Man könnte die Muskeln auch als „Signalmuskeln" bezeichnen, denn sie geben bei regelmäßigem Training an Ihr Gehirn die Botschaft weiter, dass Ihr Training erfolgreich ist und Bewegung sich lohnt.

Info

„Mein Körper soll straff und trainiert aussehen, aber Muskelberge will ich keine bekommen." Solche und ähnliche Aussagen höre ich als privater Fitness-Trainer öfter. So schnell sprießen die Muskelberge – zum Leidwesen vieler Bodybuilder – dann doch nicht. Diese Angst kann ich Ihnen also nehmen. Dazu müsste man vom Trainingsaufbau anders, nämlich mit wesentlich schwereren Gewichten und weniger Wiederholungen, arbeiten.

Komplexübung für straffe Arme und schöne Brüste

Mit dieser Übung kräftigen Sie die Muskeln der Oberarmrückseite, der Schulter und der Brust.

- Nehmen Sie die Bankstellung ein, die Knie und die Arme sind aufgestützt.
- Verschränken Sie die Füße, und drücken Sie diese zusammen. Ihre Füße befinden sich dabei stets in der Luft.

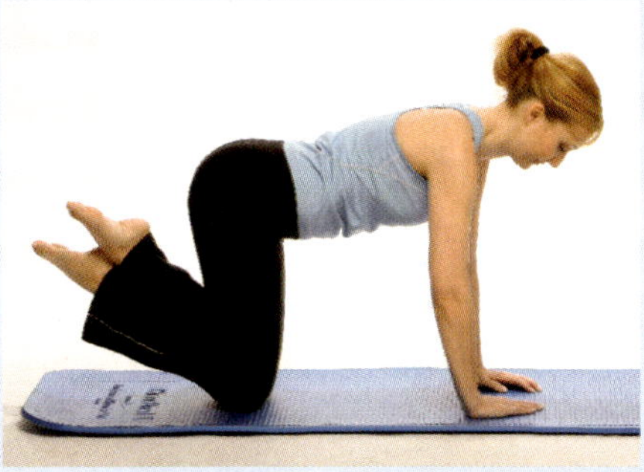

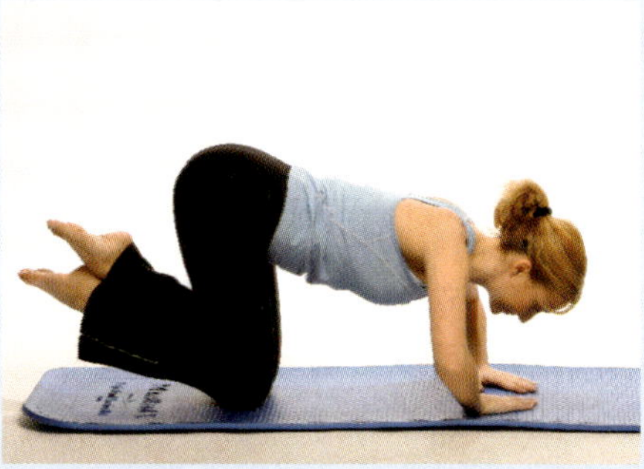

- Der Rücken ist gerade und die Bauch- und Rückenmuskulatur angespannt.
- Die schulterbreit aufgestützten Hände befinden sich unterhalb der Schultergelenke, sie können leicht nach innen gedreht sein.
- In der Ausgangsstellung sind die Ellenbogen leicht angewinkelt.
- Ihr Kopf ist in Verlängerung der Wirbelsäule, und der Blick geht nach unten.
- Beugen Sie nun gleichmäßig und vor allem langsam Ihre Ellenbogen, sodass sich der Kopf zum Boden bewegt. Bauch- und Rückenmuskulatur bleiben angespannt, um ein ungesundes „Durchhängen“ des unteren Rückens zu vermeiden.
- Beim Strecken der Arme nach oben bleiben die Ellenbogen leicht gebeugt.

Wiederholung

Für den Anfang sind 3-mal 8–10 Wiederholungen eine gute Belastung. Als Wiederholung zählt ein Strecken der Arme nach oben.

Kraftübung für die Oberarminnenseiten

- Stellen Sie sich gerade, mit leicht gebeugten Knien, hin.
- Spannen Sie Ihre Bauch- und Pomuskulatur an, um den Körper zu stabilisieren.
- Die Oberarme liegen seitlich am Körper. Die Handinnenseite zeigt nach oben.

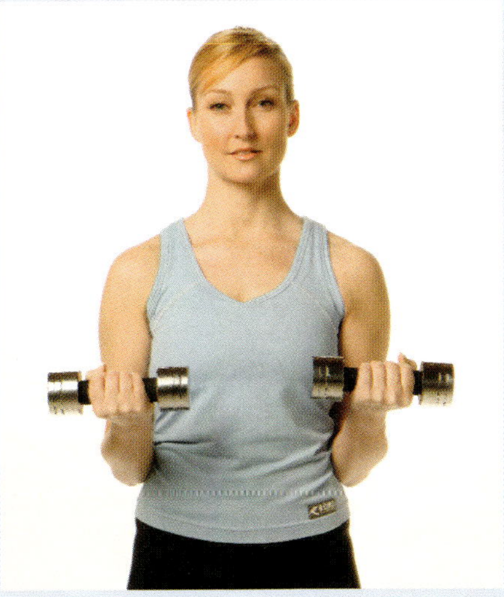

- Ihre Handgelenke befinden sich während der gesamten Bewegung gestreckt in Verlängerung der Unterarme.
- Die Ellenbogen sind in der Ausgangsstellung leicht angewinkelt.
- Beugen Sie die Arme langsam in Richtung Körper, und zwar so weit wie im Bild sichtbar. Eine vollständige Beugung der Arme ist nicht nötig.
- Nun geben Sie langsam der Streckung der Arme nach unten nach.

Tipp

Wenn Sie sich keine Muskelberge antrainieren wollen, verwenden Sie leichte Gewichte (500 g bis 2 kg). Wie bei allen Kräftigungsübungen atmen Sie bei der Belastung, also wenn es anstrengend ist, aus. Diese Übung kann auch im Sitzen durchgeführt werden.

Wiederholung

Für den Anfang sind 3-mal 10–15 Wiederholungen eine gute Belastung. Als Wiederholung gilt ein Beugen der Arme in Richtung des Oberkörpers.

Die Höhepunkt-Schluss-Regel Ein weiterer Tipp, um die Anfangsangst zu überwinden, ist die Erinnerung an bereits überwundene Ängste. Wie war das noch einmal in Ihrer Kindheit? Hatten Sie Angst, in einem dunklen Zimmer zu schlafen oder in einem tiefen Gewässer schwimmen zu lernen? Heute schlafen Sie im Dunkeln und können schwimmen. Was haben Sie damals gemacht, um Ihre Ängste abzubauen? Sie wurden mit der Angst konfrontiert und haben sie überlebt! Koppeln Sie ein Angst oder Scham auslösendes Projekt mit einer Handlung, die Sie häufig und gerne ausführen. Letzteres ist erstens als Belohnung anzusehen und zweitens ein Ansporn, das unangenehme Projekt das nächste Mal wieder auszuführen.

Wissenschaftler haben herausgefunden, dass die Erinnerung vor allem von der so genannten „Höhepunkt-Schluss-Regel" bestimmt wird. Der amerikanische Psychologe und Nobelpreisträger Daniel Kahnemann hat erkannt, dass die als angenehm empfundenen Aspekte eines Ereignisses zum Großteil von zwei wichtigen Zeitpunkten abhängig sind. Es ist der Eindruck, den das Ereignis auf seinem Höhepunkt auf Sie gemacht hat, und die Art und Weise, wie das Ereignis endet. Schlussfolgerung für Sie: Wenn Sie sich für irgendetwas motivieren möchten und daraus vielleicht sogar eine Gewohnheit machen wollen, sollten Sie vor allem den Höhepunkt und das Ende so gestalten, dass es Ihnen in guter Erinnerung bleibt.

Tipp

Gestalten Sie Mitte und Ende des Trainings auf eine Art und Weise, dass positive Gedanken und Freude aufkommen. Sie wissen doch: Ihr Gehirn und Ihre Erinnerung lieben das Happy End.

So kann solch eine Koppelung praktisch aussehen: Sie überwinden sich, 45 Minuten zu laufen, und belohnen sich mit einem heißen Bad, einem guten Buch und einem (die Betonung liegt hier auf *einem*) Glas eines sehr guten Weins oder eines anderen Getränkes.

Ablenkungen – nein danke!

Motivation braucht ein geeignetes Umfeld. Ein guter Rahmen kann als Reiz für Ihre Motivation dienen, im negativen Fall kann er aber auch extrem behindern. Die Psychologie kennt den Begriff der „konkurrierenden Motive". Ein Motiv ist hier ein Beweggrund.

Nehmen wir an, Sie haben sich zum Heim-Fitness-Training endlich aufgerafft. Sie sind gerade bei der dritten Übung, als das Telefon klingelt und sich die Freundin meldet, die Sie schon lange mal wieder anrufen wollten. Wie verhalten Sie sich? Wenn Sie gleich auf-

Gut zu wissen

Lernen Sie von Odysseus

Der griechische Held musste auf der Irrfahrt zu seiner Gemahlin Penelope viele Abenteuer und Prüfungen bestehen. Eine war die Fahrt vorbei an den Sirenen. Diese Göttinnen saßen am Ufer und wollten die Seeleute durch ihre Schönheit und ihren lieblichen Gesang betören, um sie dann zu töten. Genau an dieser Stelle verließ Odysseus und seine Mitstreiter der Wind. Weil unser Held vor den Sirenen gewarnt worden war, verklebte er seiner rudernden Mannschaft mit weichem Wachs die Ohren und ließ sich selbst an den Mast fesseln. Er befahl, ihn unter keinen Umständen loszubinden, auch wenn er es verlangen sollte. Als die Sirenen das Schiff sahen, sangen sie mit betörender Stimme ihre Locklieder. Odysseus wollte ihrem bezaubernden Gesang folgen, doch keiner band ihn los.

Was soll Ihnen diese Geschichte sagen? Selbst ein griechischer Held vom Schlage eines Odysseus konnte Verlockungen und Ablenkungen nur durch eine List widerstehen.

Nehmen Sie sich ein Beispiel an Odysseus. Ich bin mir sicher, dass Sie ebenfalls Ablenkungen kennen, denen Sie mit hundertprozentiger Sicherheit verfallen würden. Glauben Sie nicht, heroischer als Odysseus sein zu müssen, die meisten Menschen haben Probleme mit Ablenkungen. Schalten Sie besser alle möglichen Ablenkungen aus.

legen und sagen, dass Sie sich später zurückmelden, ist das aus Ihrer Sicht unhöflich. Als wohlerzogener Mensch telefonieren Sie also 40 Minuten mit Ihrer alten Freundin. Leider sind Sie gegen 20 Uhr zum Abendessen eingeladen. Jetzt ist es bereits 19.15 Uhr. Notgedrungen brechen Sie Ihr Fitness-Programm ab. „Was soll's, morgen ist auch noch ein Tag." In dieser Situation ist ein konkurrierendes Motiv aufgetreten, dem Sie nachgegeben haben. Das ist zwar durchaus verständlich, doch äußerst schlecht für Ihr Bewegungsverhalten.

- Wenn Sie trainieren, schalten Sie alle möglichen Ablenkungen ab. Wappnen Sie sich gegen alle konkurrierenden Motive.

Egal ob Hometraining oder Waldlauf, schalten Sie Telefon und Mobiltelefon aus, vor allem dann, wenn Sie wichtige geschäftliche Anrufe erwarten. Auf der Walkingstrecke sind Sie gewiss nicht in der Lage, ein geschicktes Telefonat zu führen. Sie können weder an Ihren PC noch auf relevante Akten zurückgreifen. Oftmals muss man den Anrufer auf später vertrösten. Dann ist es in jedem Fall geschickter, gar nicht erst erreichbar zu sein, aber wenn, dann mit hundertprozentiger Konzentration. Sorgen Sie ebenso dafür, dass Ihre Kinder nicht in der Nähe sind. Sobald ein Kind Ihre Hilfe braucht, werden Sie als besorgter Elternteil dementsprechend reagieren.

Legen Sie Ihr Training auf Zeiten, zu denen Sie Ihre Kinder gut versorgt wissen. Halten Sie sich den Rücken frei, indem Sie während des Trainings für wirklich niemanden erreichbar sind. Ungestört trainieren zu wolllen ist weder egoistisch noch herzlos. Im Gegenteil: Das Training hilft Ihnen, aufgestauten Ärger abzubauen. Sie sind danach entspannter und können auch im Umgang mit Ihren Sprösslingen wesentlich gelassener reagieren. Ihre Kinder und Ihr Partner werden es Ihnen danken.

- Schalten Sie Ablenkungen aus, und bauen Sie Motivationshilfen in Ihr Leben ein. Sie brauchen ein Umfeld, welches Ihre Ziele unterstützt. Besteht eine Harmonie zwischen Denken, Handeln und Ihrer Umgebung, fühlen Sie sich geborgen, zufrieden und als Mensch rundum akzeptiert.

Die helfende Hand – Ihr Sportmentor

Heute versteht man unter einem Mentor einen väterlichen, älteren und erfahrenen Freund und Ratgeber, der eine andere Person unterstützt. Sie können vom Wissen und aus den Fehlern eines Mentors lernen und werden durch ihn zusätzlich motiviert. Eine Verabredung mit ihm setzt Sie unter einen gewissen Termindruck. Sie werden die Trainingstermine nicht mehr so leichtfertig absagen.

Toller Tipp, doch wo verstecken sich solche Freunde? Fragen Sie einfach! Wer sich gezwungen fühlt, mit Ihnen zu trainieren, hat selbst Schuld. Ihr Mentor in spe sollte alt genug sein, um sich für oder gegen Ihren Wunsch zu entscheiden. Da Sportler häufig kontaktfreudige und hilfsbereite Menschen sind, ist Ihre Chance recht groß, einen geeigneten Mentor zu finden. Schauen Sie sich im Bereich des Freizeitsports um; je ausgeprägter der Leistungsaspekt ist, desto geringer ist die Wahrscheinlichkeit, einen guten Ratgeber zu finden.

Was ist bei der Suche wichtiger, Sympathie oder Fachwissen? Das Fachwissen zu beurteilen, dürfte Ihnen schwer fallen. Selbst wenn es im Übermaß vorhanden sein sollte, müsste Ihr neuer Mentor Ihnen auch sympathisch sein. Stimmt die „Chemie" nicht, wirken sein Wissen und seine Aura nicht motivierend auf Sie.

Es geht in der Anfangsphase vor allem um die moralische Unterstützung. Lässt sich auf Anhieb kein väterlicher Ratgeber finden, fangen Sie trotzdem an, denn dann steigt die Aussicht auf einen geeigneten Sportmentor erheblich. Sie walken mittwochs und freitags immer zur gleichen Zeit. Ihnen fallen einige Walker auf, die auch zu diesen Zeiten trainieren. Aus dem anfänglichen Grüßen wird nach und nach ein längeres Gespräch. Das könnte der Anfang einer schönen „Sportfreundschaft" sein.

Tipp

Nehmen Sie Kontakt zu Menschen auf, die da sind, wo Sie hinwollen. Profitieren Sie von deren Erfahrungen und Tipps. Nicht jede Anregung passt in Ihr Programm, aber der eine oder andere Rat wird für Ihr persönliches Sporttraining sicherlich nützlich sein.

Sie wissen schon, dass aus Kontakt Sympathie entsteht. Aus eigener Erfahrung weiß ich, dass Sie in jedem Fall Erfolg haben werden, wenn Sie a) nur lange genug dranbleiben und b) der Wunsch so innig ist, dass andere Ihr Interesse an einem Mentor spüren. Dann wird scheinbar aus dem Nichts ein Ratgeber und Trainingspartner auftauchen. Das ist kein Zufall. Wie bereits erwähnt, liegt das an den Spiegelzellen im Gehirn, die für eine Resonanz sorgen und diesen Wunsch als Schwingung ausstrahlen.

Der professionelle Mentor

Schalten Sie einen privaten Fitness-Trainer ein, seine Arbeit verspricht Erfolg und spart eine Menge Zeit. Er hat das Fachwissen, um Erfolge zu entwickeln, er sorgt dafür, dass Termine zustande kommen. Er ist im Idealfall die personifizierte Motivation. Selbst wenn Sie nicht über üppige finanzielle Mittel verfügen, das Geld für drei oder vier Stunden sollte Ihnen Ihre Fitness wert sein. In dieser Zeit kann ein guter Trainer auf der Grundlage Ihrer Interessen und Ziele ein individuelles Programm für Sie zusammenstellen. Sie können sich ja auch zu Weihnachten oder zum Geburtstag von Ihren Verwandten oder Freunden einen Gutschein für ein paar Stunden schenken lassen.

Ein erstes Treffen oder Telefonat vorab sollte kostenlos sein. Danach entwirft der Personal Trainer die Trainingspläne, vergibt Hausaufgaben und kontrolliert die Einheiten. Vor allem überprüft er, ob und was trainiert wurde. Eine Betreuung über Telefon oder E-Mailkontakt ist eine Alternative zur ständigen und kostenintensiveren „Vor-Ort-Anwesenheit“. Mir sagte einmal eine Kundin, dass sie zusätzlich motiviert sei zu laufen, nur um mich beim nächsten Telefonat nicht zu enttäuschen und sagen zu müssen, sie habe zu wenig trainiert. In ihrem Kopf war eine übergeordnete Instanz, der gegenüber sie sich verantwortlich fühlte.

Sie denken jetzt vielleicht, wer auf solche Motivationstricks angewiesen ist, sollte es besser bleiben lassen. Aber in trägen und schlechten Zeiten kann eine solche Person den entscheidenden Unterschied zwischen Training oder Abhängen auf der Couch ausmachen. Körper und Psyche freuen sich, wenn Sie sich überwunden haben, ganz egal aus welchem Grund dies geschehen ist.

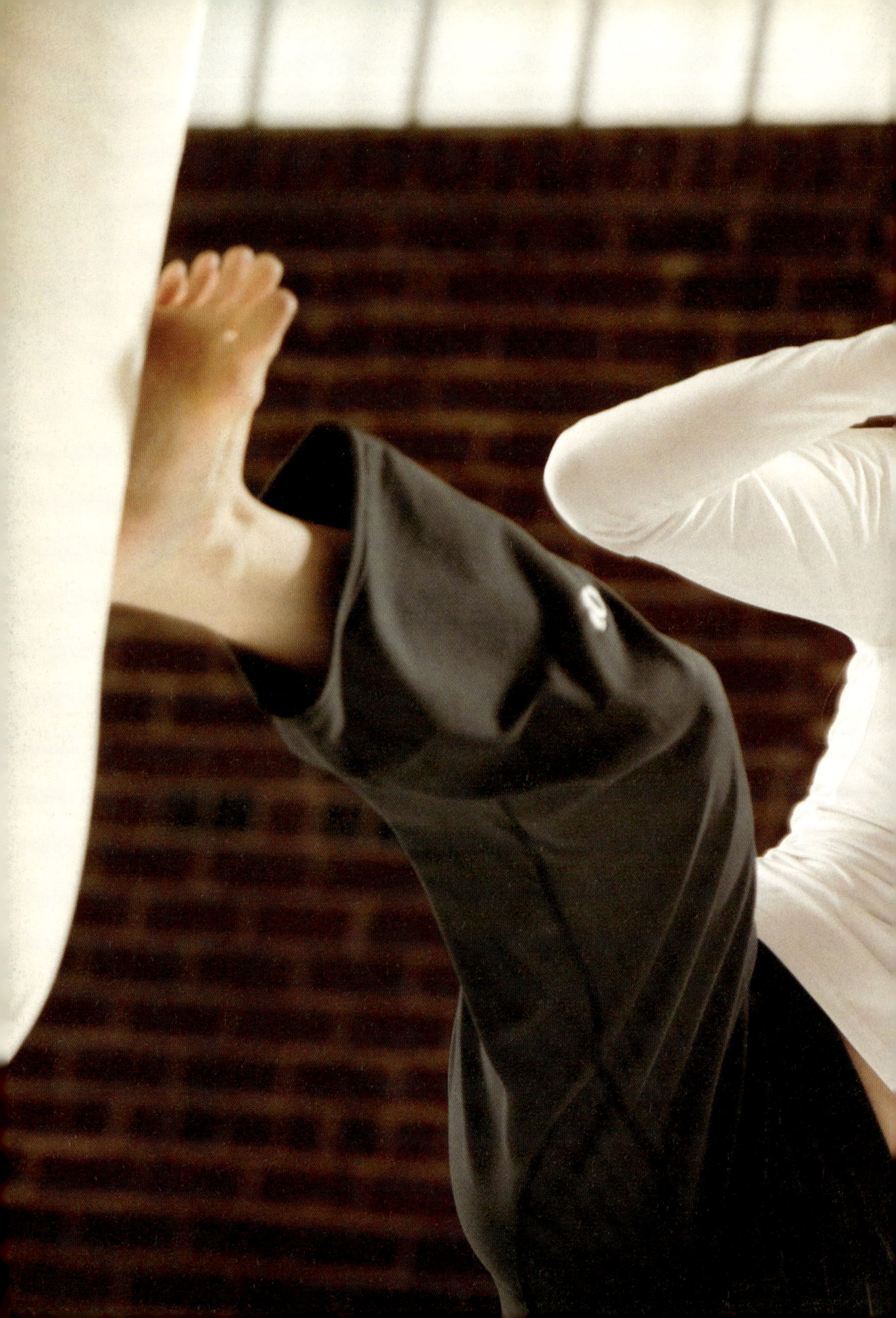

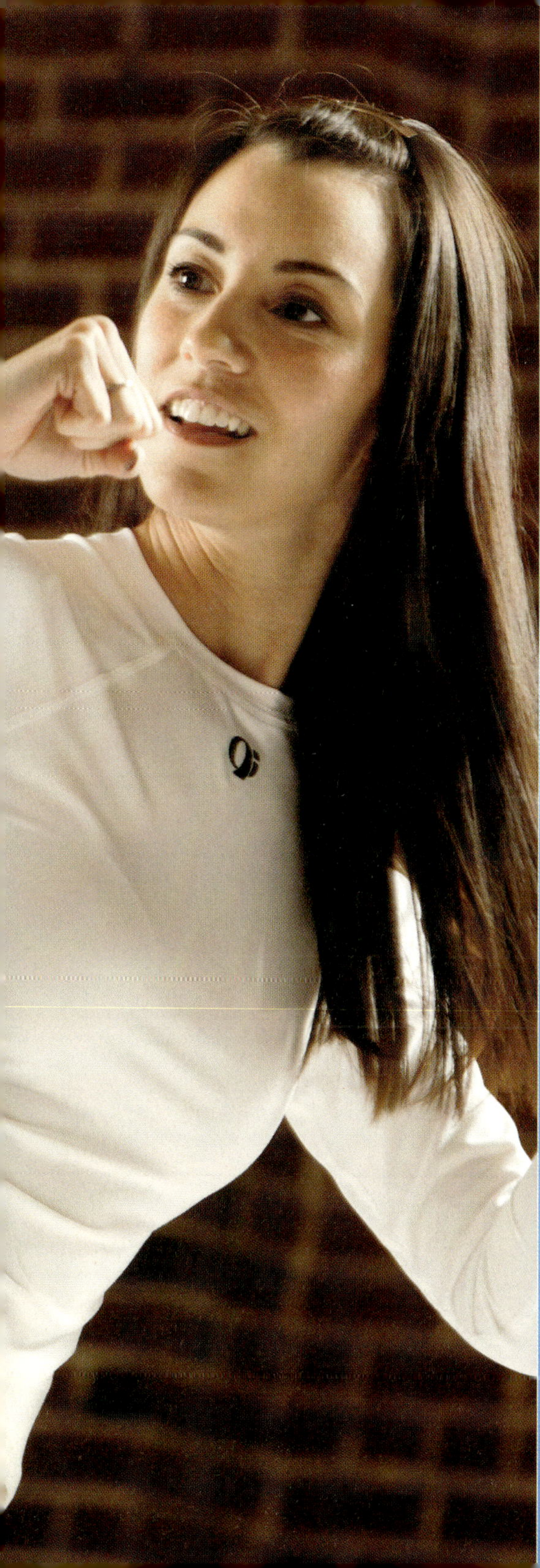

KONKRETE UMSETZUNG

Die Theorie haben Sie nun verinnerlicht, Ihr Denken, Ihre Motivation und Ihr Umfeld sind so verändert worden, dass Sie jetzt nur noch eines können: handeln.

Erleben Sie nun die positiven Auswirkungen von Bewegung, erfahren Sie, wie sich Ihre Ausstrahlung verbessert und wie Sie mit Energie und guten Gefühlen dem Alltag begegnen. Nutzen Sie die Lebensenergie, die vom Sport ausgeht, für ein zufriedeneres Leben!

Starten Sie durch!

Im Folgenden lernen Sie, wie man seine Psyche und damit auch seine Emotionen durch körperliche Bewegung beeinflussen kann. Sie bekommen konkrete Tipps, mit welcher Sportart Sie am besten Stress abbauen oder sich entspannen können. Zusätzlich gebe ich Ihnen Anregungen, die eigene Körperwahrnehmung zu verbessern. Sie dient zur schnellen Analyse von Stress-Signalen und gleichzeitig zum Aufbau neuer Energiepotenziale, bevor die alten völlig erschöpft sind. Sport verbessert nicht nur die eigene Wahrnehmung, sondern führt auch zu einer veränderten Fremdwahrnehmung.

Sport als mentale Kraftquelle

Entdecken Sie die mentale Kraft, die von Bewegung ausgeht. Die hier gewonnene Stärke überträgt sich automatisch auf andere Lebensbereiche. Mit starkem Willen und einer neu entdeckten Disziplin wird Ihnen so manches gelingen, was bisher außerhalb Ihrer Möglichkeiten zu liegen schien.

Viele Menschen nehmen an, dass Charaktereigenschaften und mentale Fähigkeiten im Wesentlichen vererbt sind, dem ist aber nicht so. Innere Stärke, Ausgeglichenheit und die Fähigkeit, unter Stress die Ruhe zu bewahren, lassen sich durchaus trainieren. Nur wer das für sich entdeckt hat, wird auch erfolgreich seine Persönlichkeit entwickeln. Der Mensch lernt am Beispiel. Haben Sie Ihre Willensstärke im Sport erfahren, verallgemeinert Ihr Gehirn diesen Charakterzug als grundsätzliche Fähigkeit. Jetzt liegt es nur noch an Ihnen, sich

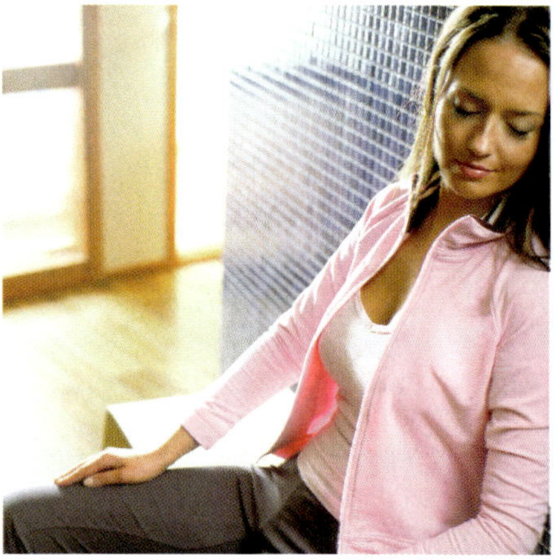

▲ Gelassenheit ist eine mentale Stärke.

in Situationen, in denen das Merkmal Willen gefordert ist, an willensstarke Momente in Ihrem Leben zu erinnern. Ihr Gehirn denkt nach dem Schema: „Was einmal geht, geht auch ein zweites Mal!" Je öfter Sie Ihre mentalen Fähigkeiten abrufen und damit trainieren, desto stabiler wird Ihre Überzeugung, bestimmte Charaktereigenschaften wie Besonnenheit und Stressresistenz zu besitzen.

Der offensive Sportlergeist

Haben Sie als Sportler mehr als einmal die Qualitäten Ihres Geistes wahrgenommen, werden Ihnen in Zukunft viele Dinge in einem anderen, positiven Licht erscheinen. Nicht, dass Sie nun denken, Sportler hätten keine Probleme. Sie gehen nur offensiver und selbstbewusster mit ihnen um. Von allein geht auch bei dieser Spezies nichts, aber der innere Schweinehund hat es bei Sportlern besonders schwer.

Die emotionalen Auswirkungen sportlicher Bewegung, wie eine größere Gelassenheit, ein gestärktes Selbstbewusstsein und eine höhere Stresstoleranz, bedingen einander. Wer durch ein regelmäßiges Ausdauertraining seinen Stress abbaut, wird insgesamt ruhiger, kann mit Problemen besser umgehen und baut aufgrund dessen Handlungskompetenz auf. Das daraus resultierende Selbstbewusstsein wiederum verändert Ihr Erscheinungsbild. Sie machen dann sicherlich keinen krummen Rücken. Menschen mit einem hohen Selbstwertgefühl lassen sich nicht so schnell aus dem Konzept bringen, sie behalten eher den Überblick und reagieren entsprechend. Während der Blick in den Spiegel bei vielen Menschen negative Gefühle auslöst, suchen Sportler ihn bewusst.

Info

Egal wie leistungsfähig Ihr Körper ist, egal wie schnell Sie Rad fahren können, egal wie schwer die Hanteln sind, die Sie stemmen, der Sieg ist Ihnen gewiss. Es ist der Sieg über die größten Gegner des Menschen, über den inneren Schweinehund und die negativen Einstellungen.

Neues Selbstbewusstsein

Sport und körperliche Bewegung sind also das Handwerkszeug, mit dem Sie systematisch Ihr Selbstbewusstsein steigern werden. Sie werden sich Ihrer geistigen Fähigkeiten und Ihres Körpers wieder bewusst. Jeder, der regelmäßig trainiert, an Gewicht verliert, Rücken- oder Nackenschmerzen erfolgreich bekämpft oder sich für Wettkämpfe anmeldet, weiß, wovon ich rede. Sportler bauen ein natürliches Verhältnis und Vertrauen zu ihrem Körper und in dessen Folge zu ihren mentalen Fähigkeiten auf.

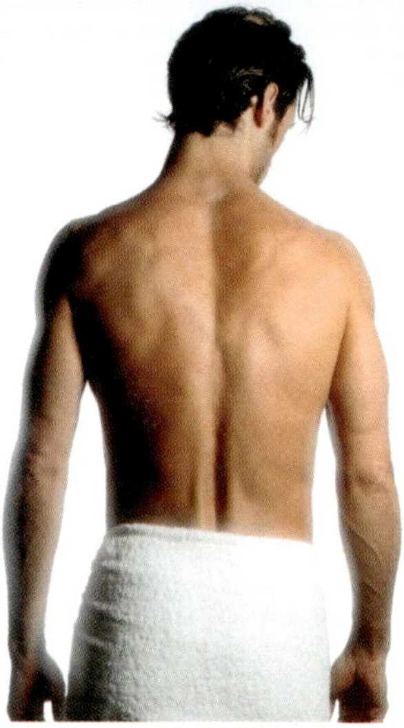

▲ Dieser Rücken hält vielen Belastungen stand.

Viele Nichtsportler hingegen spüren ein gestörtes Verhältnis zu Ihrer Anatomie. Sie haben den Bezug zu ihrem Körper verloren, was sie auf Dauer verunsichert. Insbesondere im Krankheitsfall oder bei nachlassender Leistungsfähigkeit ist es enorm wichtig zu wissen, wie und warum Muskeln und Organe so und nicht anders reagieren. Unwissenheit macht unsicher, Wissen befreit!

- Ihr Selbstwertgefühl steigt mit jedem Training, weil Sie sich Ihrer neuen Werte wie Disziplin und Gelassenheit immer mehr bewusst werden.

Wer einmal das befriedigende Gefühl erlebt hat, nach einem Training stolz und glücklich zu sein, wird diesen Zustand immer wieder herstellen wollen. Damit dieses „Noch-einmal-Wollen" entsteht, müssen Sie Ursache und Wirkung erkannt haben. Es ist durchaus kein Zufall, dass es Ihnen jedes Mal nach einer Schwimmeinheit besser geht als vorher. Da Sie erkannt haben, dass Wasser Ihr Element ist, fühlen Sie sich hier besonders wohl. Nutzen Sie diese Erfahrung, um sich in miserablen Zeiten systematisch im Wasser zu erholen und neue Energie aufzubauen.

Der Praxistest Im Frühjahr 2003 habe ich ein Projekt ins Leben gerufen, welches die Auswirkungen von Bewegung und Sport auf die Psyche von Arbeitslosen untersucht hat. Während eines Trainingstermins sprach mich ein Teilnehmer an. Er hatte den Eindruck, dass sein Rücken „gerader" geworden sei, und fragte, ob das denn sein könne.

Natürlich konnte das durch unser Training ausgelöst worden sein, da ein Ziel die Kräftigung der Rückenmuskulatur gewesen ist. Mit speziellen Übungen haben wir das Rückgrat der Arbeitslosen gestärkt. Neben der Kräftigung der Muskulatur standen besonders die psychischen Auswirkungen im Vordergrund. Denn bei einem Vorstellungsgespräch überzeugt ein aufrechter Gang eher als ein gebeugter Rücken. Und dadurch strahlt der Betroffene natürlich insgesamt mehr Selbstvertrauen aus.

Impotenz – Frontalangriff auf das männliche Selbstbewusstsein

Männer, die „Aussetzer" in der Liebe haben oder sogar impotent sind, werden mir beipflichten, dass dieses Problem unglaublich am Selbstwertgefühl nagt. Dazu gesellen sich oft Probleme in der Partnerschaft und im Sinne einer allgemeinen Verunsicherung können noch soziale und berufliche Schwierigkeiten hinzukommen.

Bevor Sie mit Medikamenten den scheinbar einfachen Weg zum Potenzglück einschlagen, versuchen Sie es mit gezielten durchblutungssteigernden Übungen. Denn potenzfördernde Medikamente haben zwei gravierende Nachteile: Sie sind extrem teuer, und sie haben nicht zu unterschätzende Nebenwirkungen. Hinzu kommt, dass durch die zeitlich abhängige Wirkung zwischen Einnahme und Resultat Ihr Sexualleben stets genau organisiert werden muss. Und das dürfte alles andere als ein Stimulans für ein natürliches und spontanes Liebesleben sein. Wenn man dem Verlust der physischen Leistungsfähigkeit in einem Körperbereich begegnen möchte, sollte man wissen, wo die strukturellen Probleme liegen. Welche Merkmale kennzeichnen den Verlust der „Manneskraft"? Insgesamt drei Aspekte spielen hier eine Rolle: Zum einen werden Elastizität und Durchblutung des Gewebes vermindert. Des Weiteren verringert sich das Vermögen, bei einer Erektion genügend Blut im Penis zu halten.

Wie wissenschaftliche Studien belegen, lässt sich die Durchblutungssituation im Penis durch Übungen ebenso gut wie durch Medikamente, zum Teil sogar stärker, verbessern. Die Übungen lassen sich zu Hause ohne aufwändige Sportgeräte, nur mit dem eigenen Körpergewicht ausführen (s. S. 120).

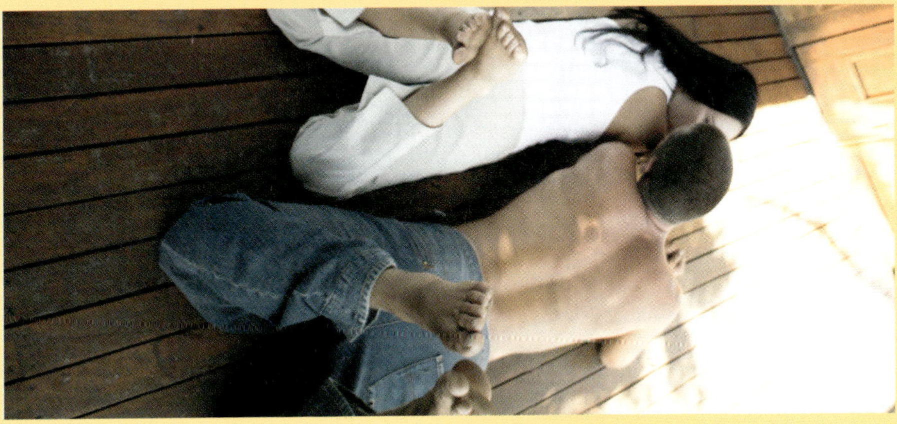

Gut zu wissen

Urmensch und Bewegung

Konnten sich unsere Vorfahren aufgrund von Verletzungen oder Krankheit nicht bewegen, sind sie entweder verhungert oder irgendwann von einem wilden Tier angegriffen und getötet worden.

Eine gute körperliche Verfassung war die notwendige Grundlage für ein langes Leben. Fehlende Muskelkraft und Übergewicht hatten die gleichen verheerenden Folgen: Wer zu langsam auf den Beinen war, konnte sich nicht lange behaupten und fiel den anderen oder der Natur zum Opfer.

Unsportlichkeit: ein Handicap

Heute hat ein Zuviel an Gewicht nicht mehr diese katastrophalen und vor allem unmittelbaren Folgen. Das Schnellrestaurant um die Ecke lässt sich auch humpelnd und langsam erreichen. Aus der Gefahr eines plötzlichen Todes durch ein wildes Tier oder einen menschlichen Feind wurde im Laufe der Entwicklung der Tod der guten Laune und der Lebensfreude.

Meist unbemerkt und vielfach unterschätzt, führen Übergewicht und ein schlechter körperlicher Zustand auf Dauer zu Unzufriedenheit, wenn nicht sogar zu Depressionen. Seit Urzeiten ist Bewegung ein natürliches körperliches Bedürfnis, Unsportlichkeit hingegen ein tödliches Handicap.

Muskelkraft = Mentalkraft Mit dem Wissen, dass Sie Ihre körperliche und mentale Leistungsfähigkeit nun systematisch ausbauen, entwickelt sich ein neues Lebensgefühl. Sie müssen sich dieses nicht mit klugen Motivationssprüchen einreden, ein Blick auf Ihren Trainingsplan und in den Spiegel überzeugt Sie. Auf dem richtigen Weg und mit der festen Absicht, Sport als Mittel zum Aufbau Ihres Selbstwertgefühls zu nutzen, strotzen Sie nur so vor positiver Energie. Sie gehen alle 128 Treppenstufen in Ihrem Bürogebäude ohne eine Pause, am Abend haben Sie noch genügend Power, um mit Ihrem Lebenspartner gemeinsam zu walken.

Das sind offensichtliche Zeichen Ihres Trainingserfolgs. Neben den objektiven Parametern, wie einer niedrigeren Herzfrequenz bei gleicher Trainingszeit und Streckenlänge oder dem Stemmen einer schwereren Hantel bei gleicher Wiederholungszahl, erleben Sie die mentalen Auswirkungen körperlicher Bewegung als äußerst wohltuend.

Erinnern Sie sich an die Definition von Gefühlen? Kurz gesagt, sind Gefühle Körperwahrnehmungen. Nackenschmerzen, Herzrasen bei geringster Anstrengung und fehlende Energie verbindet Ihr Geist nicht mit einem Gefühl von Selbstbewusstsein. Mit diesem Körper fühlen sich die meisten niedergeschlagen und deprimiert.

Inkontinenz – eine große Belastung

Es sind vor allem Frauen, die unter Inkontinenz- und Blasenproblemen leiden. Oft bekommt das Selbstbewusstsein einen „Knacks", und die Frau verliert dann häufig noch ihre innere Ausstrahlung.

Jeder kann nachvollziehen, dass eine Erwachsenenwindel nicht gerade für Wohlbefinden sorgt. Ihre Kleiderwahl ist empfindlich gestört, eventuell müssen Sie zu einer anderen Konfektionsgröße greifen. Mit den anhaltenden Problemen werden Ihre Sozialkontakte beeinträchtigt. Sie sind verunsichert und meiden die Öffentlichkeit, ziehen sich zurück. Die Einsamkeit selbst löst bereits Stress aus, und sie ist häufig eine Vorstufe zu aufkommenden Depressionen. Inkontinenz führt unversehens in einen Teufelskreis aus mentalen Nackenschlägen, die sich mit der Zeit intensivieren.

Während die Schulmedizin früher auf Blasenprobleme und Inkontinenz häufig mit einer Operation reagierte, erkennen heute immer mehr Experten den Sinn und die Bedeutung aktiven Beckenbodentrainings. Die zunehmende Anzahl von Beckenbodenkursen und -seminaren in Arztpraxen belegt die veränderte Therapiestrategie.

Der Besuch eines Seminars oder Kurses, bei dem man Gleichgesinnten begegnet, kann der erste Schritt auf dem Weg zurück in die Öffentlichkeit sein. Ähnlich wie Sie Ängste bewältigen, offensiv mit der Auseinandersetzung in kleinen Schritten, sollte auch der Scham begegnet werden.

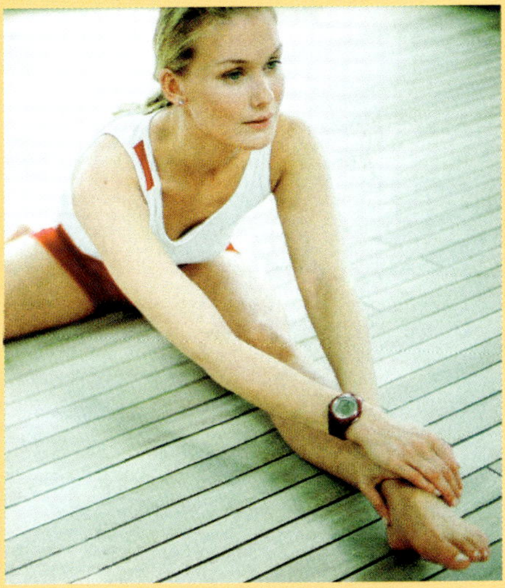

In einer Beckenboden-Sportgruppe finden Sie Verständnis und Hilfe. Ihre Lebensfreude, Ihr Bedürfnis, Dinge anzupacken, und Ihre sexuelle Lust werden einen Schub bekommen, den Sie vorher nicht für möglich gehalten hätten.

Tausende Frauen, die mit dieser natürlichen Methode Erfolg hatten, werden Ihnen die Auswirkungen bestätigen können. Die Erfolge eines Beckenbodentrainings sind nur deshalb nicht so bekannt, weil nur wenige mit diesen Problemen hausieren gehen. So verständlich ihr Verhalten auch sein mag, so kann es anderen Betroffenen doch nicht weiterhelfen.

Beckenbodentraining zeigt übrigens auch bei Menstruations- und Zyklusproblemen Wirkung.

Für Selbstbewusstsein sowie gegen Impotenz und Blasenschwäche

Fördert: die Kräftigung der Beckenbodenmuskulatur; führt zu strafferen, schöneren Oberschenkelinnenseiten.
Hilft besonders bei: Impotenzproblemen wie mangelnder „Standfestigkeit" des Penis, Knieproblemen, zum Beispiel, wenn das Knie häufig nach außen wegknickt.
Auslöser für die Beschwerden: abgeschwächte Beckenbodenmuskulatur.

Hier steht die Kräftigung der Innenseite der Oberschenkel, der so genannten Adduktoren, im Mittelpunkt. Die aus fünf Muskeln bestehende Gruppe der Adduktoren ist für das Heranziehen des abgespreizten Beines an den Oberkörper zuständig. Sie stabilisieren das Becken beim Gehen und Laufen. Knickt Ihnen das Knie hin und wieder seitlich weg, sollten Sie diese Muskeln unbedingt stärken. Die Kräftigung sorgt nicht nur für schöne Oberschenkelinnenseiten, sondern kräftigt auch den weiblichen Beckenboden.

Tipp

Die Übung ist ideal zur Bekämpfung von Inkontinenz und Blasenproblemen. Bei Männern wird diese Übung sehr erfolgreich eingesetzt, um Potenzprobleme zu lindern.

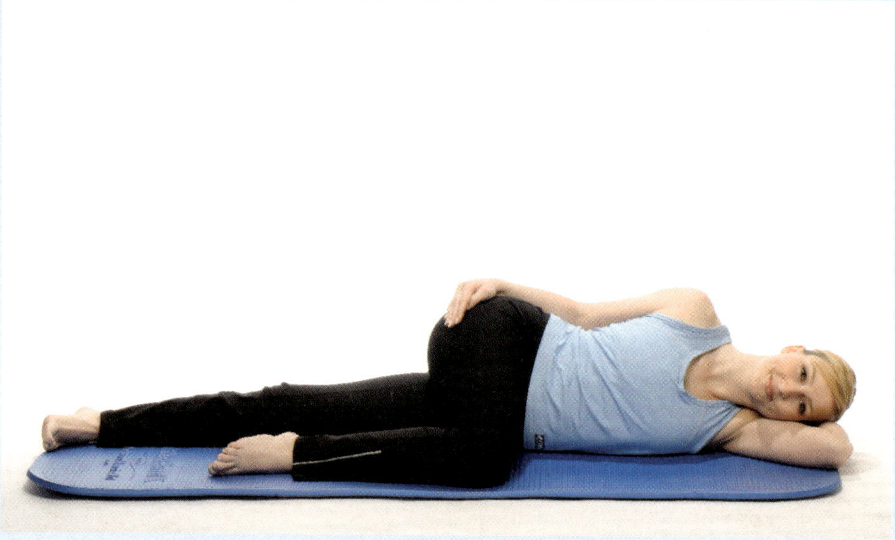

- Legen Sie sich mit geradem Rücken auf Ihre linke Körperseite.
- Ihr Kopf liegt auf dem unteren gebeugten Arm.
- Spannen Sie die Bauch- und Rückenmuskulatur zur Stabilisierung des Körpers an.
- Das obere Bein beugen Sie zu einem rechten Winkel zwischen Ober- und Unterschenkel.
- Legen es auf dem Boden ab. Das Becken befindet sich dadurch in einer stabilen Lage.
- Entweder legen Sie wie im Bild den oberen Arm auf den Körper oder vor sich auf den Boden.
- Heben Sie nun das untere gestreckte Bein so hoch wie möglich vom Boden.
- Dafür spannen Sie die Muskeln der Oberschenkelinnenseite an.
- Anschließend senken Sie das gehobene Bein wieder ab, bis es leicht den Boden berührt, aber immer noch unter Anspannung steht.
- Während der Übung ziehen Sie die Fußspitze des Trainingsbeins zum Schienbein hin.
- Achten Sie darauf, dass Ihr Becken stets senkrecht zum Boden bleibt.

Wiederholung

Für den Anfang sind 3-mal 10–12 Wiederholungen eine gute Belastung. Als Wiederholung gilt ein Heben des Beins. Machen Sie diese Übung 2–3-mal pro Woche.

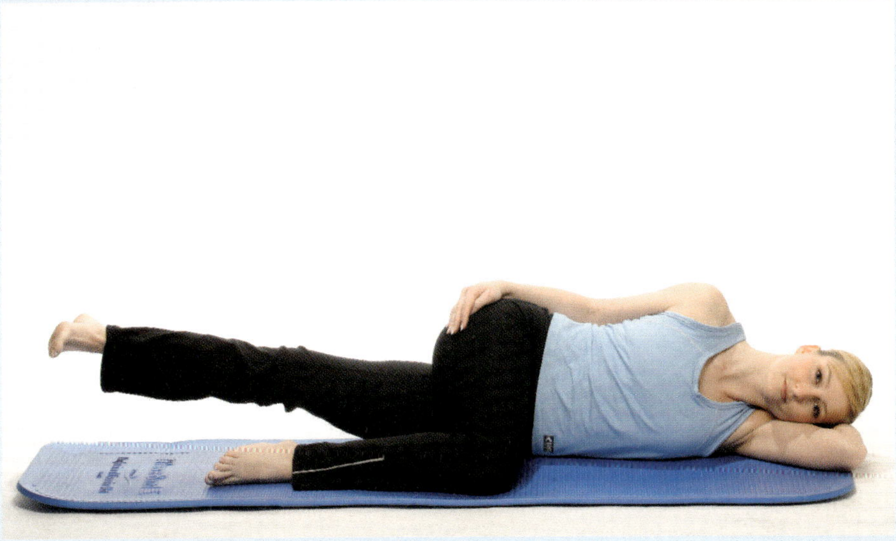

Gut zu wissen

Entspannende Sportarten

Wer sich mit Sport und Bewegung vor allem entspannen möchte, sollte keine kompetitiven Sportarten ausüben. Die Niederlage im Wettkampf gegen einen vermeintlich schwächeren Gegner baut zusätzlich Stress und Aggressionen auf. Man will den Sieg und das Erfolgserlebnis mit aller Macht erzwingen, und meist tritt genau das Gegenteil ein, das Spielniveau sinkt von Minute zu Minute. Weiterer Ärger ist vorprogrammiert.

Versuchen Sie es mit Ausdauersport im Freien. Entspannen Sie beim Duft von frisch gemähtem Gras oder dem Gezwitscher der Vögel. Zeiten, Geschwindigkeiten oder andere Leistungsparameter sollten hier keine Rolle spielen. Lassen Sie sich von Ihrer Umwelt ablenken, und vergessen Sie allen Ärger des Tages.

Ob Sie das in einer Gruppe oder alleine bewerkstelligen, ist Ihnen überlassen. Eine harmonische Freizeitsportgruppe hat allerdings den Vorteil, dass man sich unterstützen und sich über die verschiedenen Stressabbau-Strategien austauschen kann. Vielleicht plaudern Sie nur ein wenig und spüren die Anteilnahme anderer Menschen an Ihrem Leben. Nicht nur in dieser Situation ist geteiltes Leid halbes Leid. Die emotionale Zuwendung puffert den Stress ab und macht den harten, oftmals unbarmherzigen Alltag ein wenig erträglicher.

Bewegung baut Stress ab

Stress löst häufig aggressives Verhalten aus. Die Stresshormone, vor allem das so genannte Noradrenalin, sind dafür zuständig. Unter Stress wird man ständig mit aktivitätssteigernden, wach und aggressiv machenden Hormonen überschüttet. Es gibt drei gängige Methoden, die Stresshormone abzubauen. Heute gibt es für alles eine Pille, so auch gegen den Stress. Sie soll beruhigen, aber was eine Wirkung hat, ist meist nicht frei von Nebenwirkungen. Das ist der Preis für die einfache und schnelle Beruhigung. Alkohol ist ein häufig angewandtes Mittel, dem Stress zu begegnen. Aber wie wir alle wissen, bleibt es meist nicht beim „Viertele" Wein. Der eine oder andere von mir betreute Manager gestand, dass er sich über Wochen mit einer Flasche Wein pro Abend „beruhigt" habe. Der dritte Weg ist der Königsweg. Er ist gesund, natürlich und ohne Nebenwirkungen, wenn man ihn mit Verstand zu gehen weiß. Es handelt sich um den Stress- und Aggressionskiller körperliche Bewegung.

Stress und positive Gefühle mögen sich nicht. Tauschen Sie die Probleme und Schwierigkeiten des Alltags gegen Freude und Spaß an der Bewegung. Was können Sie während des Arbeitstages machen, um den Problemen ihre Schärfe zu nehmen? Nehmen Sie nach einem Streit mit einem Kunden oder Kollegen anstatt des Aufzugs die Treppe. Je mehr

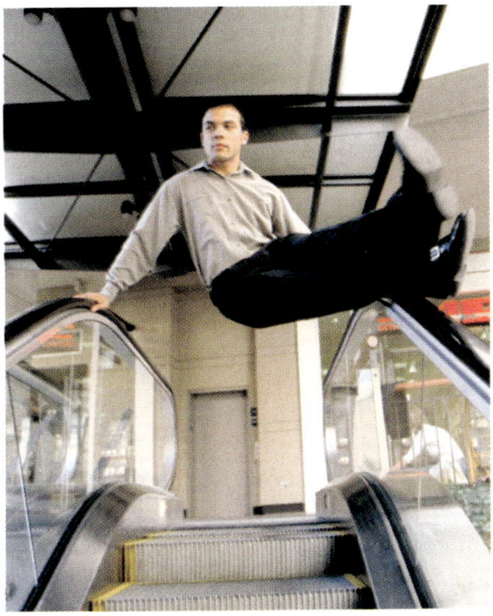

▲ Auf eine Stress-Situation sollten Sie besser mit Bewegung reagieren.

Treppenstufen und körperliche Bewegung, umso besser.

Stressauslöser waren früher wilde Tiere oder feindliche Menschen. Die Flucht vor dem Tiger oder der Überlebenskampf waren die Reaktion darauf, auf den Stress folgte also eine rein körperliche Anstrengung. Indem Sie sich nach einer stressigen Situation körperlich bewegen, folgen Sie Ihren natürlichen, angeborenen Instinkten. Je früher diese körperliche Antwort auf die Stress-Situation folgt, umso wirkungsvoller ist sie. Sie beruhigen sich, reagieren sich ab, und Ihnen fällt vielleicht eine gute Losung für das Problem ein. Mit etwas Abstand sehen Sie die Situation klarer.

Leistung durch Entspannung und Erholung

Ein Leben in einem völlig entspannten Zustand gibt es nicht und braucht es auch nicht zu geben. Spannung gehört zu unserem Dasein dazu. Ohne Spannung gäbe es keine Motivation, keine Lust und keine Energie. Wären alle Ihre Muskeln entspannt, könnten Sie weder gehen noch gerade sitzen. Spannung wird nur dann problematisch, wenn sie zum Dauerzustand wird.

Körperliche Bewegung wirkt im Sinne einer Erholung in zwei Richtungen: erstens körperlich auf die Muskulatur und indirekt auf die Organe und zweitens in psychischer Hinsicht durch ihre von Problemen ablenkende Wirkung.

Auch innere Organe können entspannt werden Nicht nur die Muskeln werden durch ein Beweglichkeitstraining geschmeidiger, sondern auch die Organe werden durch die Übungen positiv stimuliert. Muskeln und Organe beeinflussen sich nämlich gegenseitig, da alle Strukturen im Körper durch das Bindegewebe miteinander verbunden sind. Nur wenn alle Körperstrukturen voll beweglich sind, kann unser Körper optimal funktionieren.

- Die Beweglichkeit von Organen lässt sich nicht mit medizinischen Geräten messen, sie kann aber von einem Osteopathen ertastet werden.

Gut zu wissen

Die Beweglichkeit der Nieren

Die Leistungsfähigkeit Ihrer Nieren ist abhängig von ihrer ungehinderten und freien Beweglichkeit. Sie bewegen sich bei jedem Atemzug zwei bis drei Zentimeter auf und ab. Durch die Nierenarterien und -venen sind sie mit der großen Bauchschlagader und der großen Bauchvene verbunden. Außerdem liegen sie mit einer Kapsel auf einem wichtigen Muskel, dem Hüftbeugemuskel.

Man sagt, dass die Nieren auf diesem Muskel „reiten“. Bei Wirbelsäulenproblemen steigt die Grundspannung des Hüftbeugemuskels immer mit an. Dauert die erhöhte Anspannung länger, wird der Gleitmechanismus der Nieren auf dem Muskel eingeschränkt.

Diese höheren Spannungsverhältnisse im Organ breiten sich aus. In unserem Beispiel ist zuerst die Nierenkapsel betroffen, später werden möglicherweise weitere Teile der Nieren in Mitleidenschaft gezogen. Das Organ muss gegen einen Widerstand arbeiten, wenn es seine notwendige Bewegungsfreiheit erhalten will. Je größer die verspannten Teile der Nieren sind und je länger die erhöhte Spannung wirkt, umso deutlicher wird ihre ursprüngliche Funktion beeinträchtigt.

Ich hatte einmal eine Nierenbeckenentzündung, die trotz aufwändiger technischer Apparaturen nicht diagnostiziert wurde. Erst der Gang zu einem Osteopathen, der als Erster meinen Körper mit seinen geübten Händen untersuchte, führte zu einer richtigen Diagnose. Die anschließende Behandlung sah unter anderem die Verbesserung der Beweglichkeit der linken Niere mittels Dehnübungen vor.

Mit der Regeneration wächst die Kraft

Die Erfolgsstrategien in Sport und Alltag gleichen sich. Wer im Sport Höchstleistungen erbringen will, muss Erholungs- und Regenerationszeiten systematisch einbauen, sonst wird er über den Amateurstatus nicht hinauskommen. Wissen Sie, wann sich der Körper an die Beanspruchungen anpasst? Nicht etwa, wie die meisten meinen, während des Trainingsprozesses, sondern in der Erholungsphase, etwa im Schlaf und an den trainingsfreien Tagen. Deshalb ist auch von einem täglichen Training eher abzuraten. Kommen intensive berufliche Belastungen hinzu, hat es der Körper unheimlich schwer, ausreichend lange Erholungsphasen zu finden. Besonders in Zeiten großer Belastung sollte man etwas kürzer und weniger intensiv trainieren. Stellen Sie dann den Entspannungseffekt in den Vordergrund.

Der Tribut der Arbeitswelt Da heute in fast allen Berufen die Anforderungen vor allem in psychischer Hinsicht steigen und persönliche Höchstleistungen gefordert werden, gelten die Entspannungs- und Erholungsprinzipien aus dem Leistungssport auch für die Berufswelt. Kommt die Erholung nach dem Training zu kurz, tritt im Sport ein so genannter Übertrainingszustand auf. Der Sportler ist nicht mehr in der Lage, seine Leistung zu bringen, und verletzt sich immer häufiger. Im beruflichen Bereich kennt man den Begriff des Burn-out-Syndroms. Der Mensch brennt geistig und körperlich aus, ist zu keiner Leistung und Motivation mehr fähig, er bricht völlig zusammen.

Hinzu kommt, dass die meisten Berufe bewegungsarm sind oder einseitige Anforderungen an den Berufstätigen stellen. Die Folge einseitiger Arbeitsvorgänge sind spezifische Überlastungen, wie sie sich zum Beispiel an Computerarbeitsplätzen in Form eines „Mausarms" (RSI-Syndrom = Repetitive Strain Injury Syndrome) bemerkbar machen. Sport und körperliche Bewegung eignen sich hervorragend dazu, diese Belastungen auszugleichen und sich von den Strapazen des Berufsalltags zu erholen.

Tipp

Besonders für Menschen in Pflegeberufen oder Berufszweigen mit hoher psychischer Belastung ist mentale Entspannung sehr wichtig. Wer Opfer krimineller Gewalt betreut oder Trauernde begleitet, hat nicht nur das Recht, sondern sogar die Pflicht, geistig völlig abzuspannen. Resignation, Aggression, Trauer und Wut, mit denen Sie tagtäglich in Berührung kommen, färben unweigerlich auf Sie ab. Halten Sie bewusst Freude, Stolz, Glück oder Zufriedenheit dagegen.

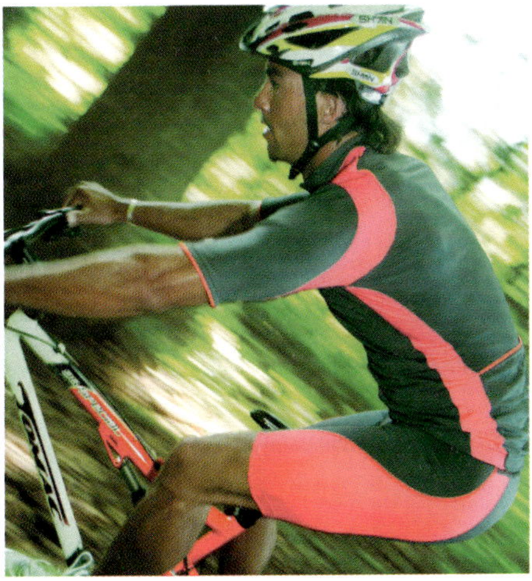

▲ Konzentriertes Mountainbiking lenkt von Alltagsproblemen ab.

Ablenkung und Entspannung Da Menschen nur einen Gedanken auf einmal denken können, ist Sport die ideale Ablenkung. Wenn Sie auch nach der Arbeit noch von den Problemen des Alltags eingeholt werden, sollten Sie Folgendes bedenken: Je schwieriger und technisch anspruchsvoller die Sportart ist, umso leichter dürfte Ihnen die Ablenkung fallen. Ruhige Sportarten bieten Ihnen dagegen sehr häufig die Möglichkeit, über die Probleme des Tages nachzudenken.

Fit für den Computer

Dehnung der äußeren Unterarmmuskulatur

Fördert: die Durchblutung und Leistungsfähigkeit der Muskeln, entspannt Muskeln.
Hilft besonders bei: verspannter Muskulatur; langen Arbeitsprozessen, die eine leistungsfähige Unterarmmuskulatur benötigen, zum Beispiel Arbeiten mit der Computermaus; Überanstrengung bei Tennis- und Golfanfängern.
Auslöser: viele kleine Handbewegungen mit der Maus, Tennisspielen mit falschem Schläger, mehrstündige Überlastungen der Muskeln.

Computerarbeit führt auf Dauer zu körperlichen Belastungen, besonders im Schulter-Nacken-Bereich. Die Muskeln der Unterarme und Finger werden durch zigtausend kleine Bewegungen an Maus und Tastatur extrem einseitig belastet. Nur eine entspannte und kräftige Muskulatur übersteht das, ohne chronische Schäden oder Schmerzen davonzutragen.
Schmerzende und kalte Hände am Morgen, Taubheitsgefühle und Koordinationsprobleme der Hände und Finger sind nur einige Symptome. Nur, wer seine „Arbeitswerkzeuge" einer regelmäßigen Pflege unterzieht, wird von diesen Problemen verschont bleiben. Die Doppelstrategie einer Kräftigung und Dehnung der belasteten Strukturen führt zu ausgezeichneten Therapieerfolgen.

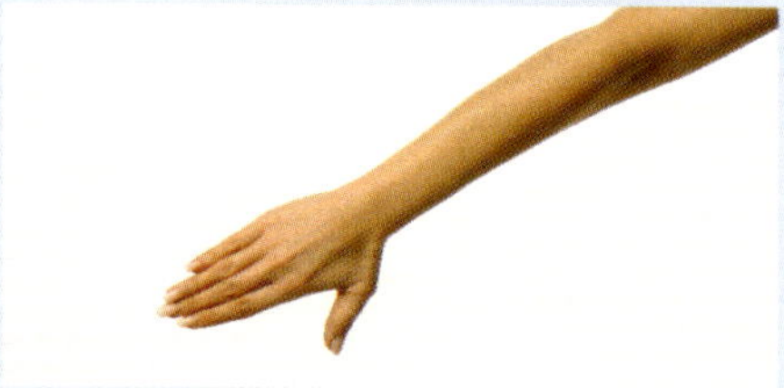

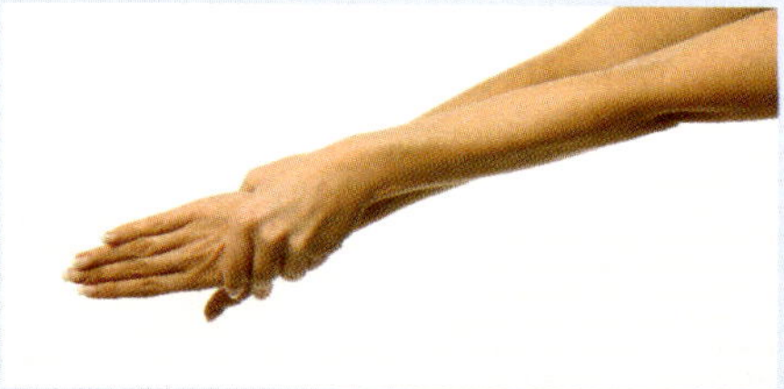

- Der zu dehnende Arm ist gestreckt, wobei die Handinnenfläche nach außen zeigt.
- Der Daumen zeigt nach unten. Die andere Hand greift mit dem Daumen von oben in die zu dehnende Hand. Drücken Sie die Dehnhand nach hinten oben zum Körper.
- Es sollte aus Ihrer Sicht auf der oberen Seite des Unterarms leicht ziehen.

Haltezeit
Halten Sie die Dehnung ca. 20 Sekunden.

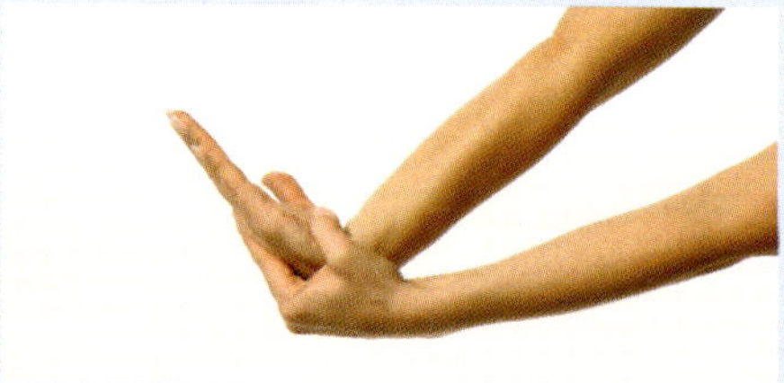

Wiederholung

Je nach Beanspruchung und Schweregrad der Verspannung sollten Sie das Training von 2–3-mal pro Woche bis zu einem täglichen Training variieren.

Tipp

Die Übung kann im Stehen und natürlich auch, etwa am Arbeitsplatz im Sitzen ausgeführt werden.

Kräftigung der Außenseite der Unterarmmuskulatur

Fördert: Kräftigung der Unterarmmuskulatur und Leistungsfähigkeit der Muskeln.
Hilft besonders bei: siehe Seite 126.
Auslöser: siehe Seite 126.

- Setzen Sie sich hüftbreit auf Ihren Bürostuhl, und legen Sie den Trainingsarm auf dem Oberschenkel ab. Das Handgelenk sollte sich nach unten bewegen können.
- Halten Sie dabei den Rücken so gerade wie möglich, und spannen Sie die Bauch- und Rückenmuskulatur an. Der Kopf bleibt dabei in Verlängerung der Wirbelsäule.
- Nehmen Sie eine kleine Hantel oder eine gefüllte Einliterflasche so in die Hand, dass der Handrücken nach oben zeigt.
- Lassen Sie nun das Gewicht langsam nach unten sinken, beugen Sie am Ende der Bewegung das Handgelenk zum Körper hin, und bewegen Sie damit die Hantel oder Flasche nach oben.
- Der Unterarm bleibt während der Übung stets auf dem Oberschenkel liegen.
- Nur die Muskeln des Unterarms führen die Bewegung aus.

Wiederholung

Fangen Sie mit einem Gewicht an, das Ihnen 3-mal 10 Wiederholungen pro Satz erlaubt.

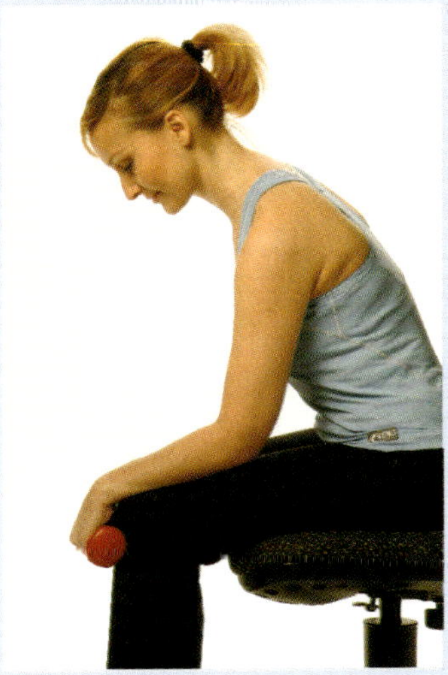

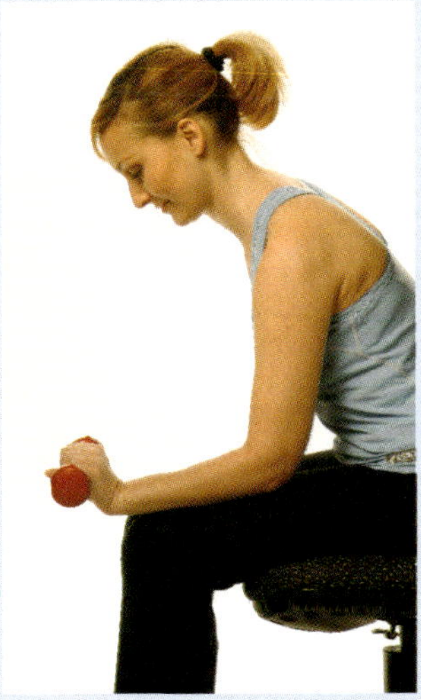

Das heißt nicht, dass Sie sich nicht auch bei eintönigeren Sportarten erholen können; einzig die Wahrscheinlichkeit, sich erfolgreich abzulenken, ist bei den anspruchsvolleren Bewegungen höher.

Damit Sie durch Sport entspannen können, sollten Sie sich frei machen von Zahlen und Werten. Es ist völlig egal, wie schnell Sie walken oder schwimmen; es ist völlig egal, dass Ihre Herzfrequenz eigentlich zu niedrig ist oder wie viele Kalorien Sie verbrennen. Wichtig ist einzig und allein, dass Ihr Körper in Bewegung ist, dass Sie dazu bereit sind, den Gedanken freien Lauf zu lassen und sich an der Färbung der Bäume im Herbst zu erfreuen. Nur das zählt. Deshalb sind alle Sportarten mit Sieg und Niederlage nicht besonders zur Entspannung geeignet.

Gute Nacht Wie Schlafforscher herausgefunden haben, führt Sport zu einer Verlängerung der Tiefschlafphase. Das ist die Zeit, in der wir uns am besten erholen. Entgegen der bisherigen Meinung, dass Sport am Abend einen negativen Einfluss auf den Schlaf hat, spricht vieles für gemäßigte körperliche Bewegung. Die meisten Menschen sind abends zwar mental ausgelaugt, aber nicht körperlich. Nur wer sich abends auch körperlich müde fühlt, wird gut schlafen können. Ob Sie sich für eine langsame Fahrt auf dem Mountainbike, ein Walkingprogramm oder eine Stunde Fitness-Training in einem Verein oder Club entscheiden, spielt keine Rolle. Natürlich sollte es sich in jedem Fall um eine mittel- bis wenig intensive Belastung handeln. Absolute Höchstleistungen am späten Abend sind nicht förderlich für ein gutes und schnelles Einschlafen.

- Sport führt auch zu einem regelmäßigen Lebensrhythmus, der für den guten, gesunden Schlaf so enorm wichtig ist.

AUS DER PRAXIS

Streitpuffer Sport

Überlegen Sie einmal, wie oft Sie sich nach einem wahren „Horrortag“ im Job am Abend mit Ihrem Lebenspartner oder anderen Personen gestritten haben. Kommt das öfter vor, dann legen Sie sich in Ihrem Auto oder an Ihrem Arbeitsplatz ein „Anti-Streit-Paket“ zurecht. Auf dieses können Sie im Notfall zurückgreifen. Es besteht aus Sportschuhen und Sportbekleidung. Bleiben die Rahmenbedingungen an einem Stress-Arbeitstag gleich, wird sich auch Ihr Streitverhalten nicht ändern. Puffern Sie Ihre negative Streit- und Nörgelenergie durch körperliche Bewegung ab. Gehen Sie vorher nicht nach Hause, sondern bewegen und beruhigen Sie sich, und retten Sie so den Tag.

Gut zu wissen

Baustelle schlechtes Gewissen

Die Wörter „Sport“ und „Bewegung“ lösen bei vielen Menschen ein schlechtes Gewissen aus. Warum ist das so?

Im tiefsten Inneren spüren Sie, dass Sie sich mehr bewegen müssten. Die Medien und Ihre gesamte Umwelt drücken Ihnen diese Botschaft täglich unangenehm aufs Auge. Je länger Sie das nicht wahrhaben wollen und verdrängen, umso größer wird die Reue, wieder einmal einen Tag ohne körperliche Bewegung verbracht zu haben. Ein schlechtes Gewissen ist ein Angriff auf Selbstbewusstsein und Stimmung. Entlasten Sie Ihren Geist mit ein wenig Bewegung. Sie glauben gar nicht, wie wohltuend ein langer, flotter Spaziergang ist.

Auch wenn Sie mit einem „stämmigeren“ Körper leben können und keine Lust auf eine größere Leistungsfähigkeit haben, eine stärkere Psyche und ein glücklicheres Leben wünschen sich doch die meisten Menschen!

Rette den Tag Sie werden den ganzen Tag von Ihrem Chef und den Kollegen kritisiert. Zu allem Überfluss haben Sie ein Telefonat mit einem Ihrer wichtigsten Kunden vergessen. Alles geht schief, was schief gehen kann. Mit Ihrer schlechten Laune haben Sie gute Chancen, sich auch noch mit Ihrem Lebenspartner heftig zu streiten. Lässt sich dieser unselige Tag denn noch retten? Gewiss: Treiben Sie Sport, lassen Sie Dampf ab, bewegen Sie sich! Das ist neben dem Sex das sicherste Mittel, sich aus einem Stimmungstief zu befreien. Die aus Wut und Ärger gespeiste, überschäumende negative Energie wandeln Sie um in Freude und Stolz darüber, dass Sie Ihren inneren Schweinehund erfolgreich bekämpft haben.

Charisma – eine Gnadengabe

Worte und Argumente lassen sich entkräften, doch eine charismatische Person zieht alle in ihren Bann. Energie, Überzeugungskraft und Charme treffen aufeinander und machen ihren Besitzer unwiderstehlich. Menschen mit Charisma verzeiht man Schwächen und Fehler. Sie erfahren Hilfe und Unterstützung, ohne danach fragen zu müssen. Wer möchte nicht eine Ausstrahlung haben, die jede Tür öffnet und direkt ins Herz des Gegenübers wirkt? Sie verursacht eine ansteckende positive Energie, die auf Anhieb zu Sympathie führt. Passt

AUS DER PRAXIS

Die innere Wahrnehmung schulen

Für den Fall, dass Sie keinen Spiegel als optische Analysehilfe zur Hand haben, machen Sie folgende Übung. Schließen Sie die Augen, und nehmen Sie bewusst eine depressive Körperhaltung ein: Ihr Kopf fällt nach vorne, die Schultern sind nach vorne gezogen, und der Rücken ist stark gebeugt. Wie fühlt sich das an? Speichern Sie die dazugehörigen Gefühle ab. Und nun nehmen Sie eine positive, der ersten Beschreibung entgegengesetzte Körperposition ein. Wie fühlt sich das an, welche Empfindungen stellen sich jetzt ein?

Ähnlich wie ein Blinder seine anderen Sinne geschult hat, können Sie durch das Schließen der Augen Ihren „Muskelsinn" schärfen. Sie schalten andere Sinneseindrücke aus, um sich voll und ganz auf die Muskeln zu konzentrieren. Wenn Sie die Wahrnehmungsqualität noch einmal steigern möchten, verschließen Sie die Ohren mit einem Kopfhörer oder mit Ohrenstöpseln.

zu diesem Menschenbild ein schmerzverzerrtes Gesicht, verursacht durch Rückenschmerzen? Ist der Blick einer sympathischen Person nach unten geneigt, zeigen ihre Schultern nach vorne? Kehren Sie alle Elemente der Körperhaltung ins Gegenteil, und Sie haben die Körperhaltung, mit der man eine außergewöhnliche Aura verbindet.

Nehmen Sie Haltung an

Korrigieren Sie Ihre negative Körperhaltung, wann immer es geht. Nutzen Sie jeden Spiegel, um zu sehen, welche Sprache Ihr Körper momentan spricht. Sind Ihre Augen müde und geschlossener als sonst und die Schultern nach vorne gezogen, ist die Botschaft augenscheinlich: Sie brauchen eine Erholungsphase. Welche Vorteile bietet Ihnen die Wahrnehmung Ihrer eigenen Körpersprache? Ihr Körper sagt Ihnen, wie viel Energie Sie für den Tag oder die Woche haben. Sind Sie energetisch in der Lage, anzugreifen und neue Dinge anzugehen,

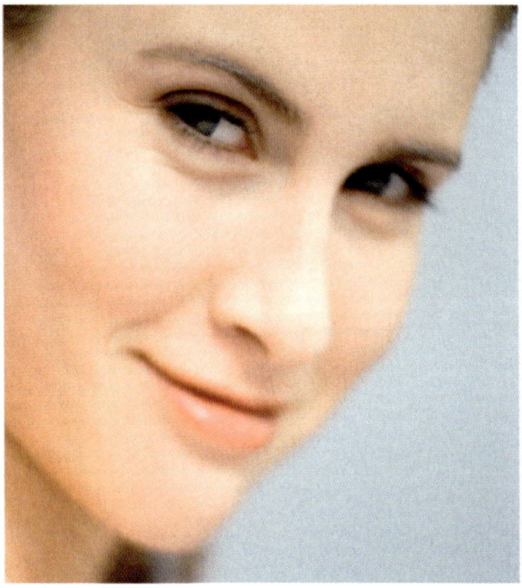

▶ Kann man diesem charismatischen Lächeln widerstehen?

Gut zu wissen

Charisma kommt von innen

Charme und Sympathie lassen sich nicht mit einstudiertem Verhalten künstlich erzeugen. Sie können noch so oft grinsen oder lachen, Ihr Gegenüber erkennt ein echtes Lächeln. Menschen mit einer außergewöhnlichen Ausstrahlung lachen von innen heraus, weil sie glücklich und zufrieden sind.

Nur ca. zehn Prozent der Menschen sind in der Lage, einen bestimmten Gesichtsmuskel beim Lachen auf Kommando anzuspannen. Die wahre Freude zeigt sich in den Lachfalten um die Augenwinkel. Der Musculus orbicularis oculi umschließt das Auge und macht den entscheidenden Unterschied aus. Alle anderen müssen ihre Mundwinkel hochziehen, um bei einem schlechten Witz ein künstliches „Höflichkeitslächeln" zu erzeugen.

oder ist eher Schonung und Aufladen der Batterien angezeigt?

Erfordert die Situation eine sympathische Ausstrahlung und eine starke Psyche, wissen Sie nun, wie man sich routiniert körperlich und mental „aufladen" kann. Sie haben Einfluss auf die Art, wie andere Sie wahrnehmen. Trainieren Sie die Umwandlung negativer in positive Körperhaltungen in Momenten, wo Sie dies nicht benötigen. Unter Stress und Zeitdruck fällt der Mensch gern in alte, eingefahrene Verhaltensweisen zurück. Nur durch systematisches Üben lassen sich bei Bedarf die lange geschulten alten Verhaltensmuster aufbrechen.

Training auch für Topmodels Warum sind sportliche Menschen begehrte Werbepartner im Fernsehen? Wieso treiben die meisten Models intensiv Sport und lassen sich von einem Personal Trainer beraten? Sport und Bewegung sind das natürlichste und gesündeste Mittel, den Körper zu formen.

- Sportliche Menschen haben eine sympathische Ausstrahlung, stellen optisch etwas dar und strahlen eine positive Energie und Konsequenz aus.

Dass Schönheit nicht nur von Gott gegeben ist, sondern auch Ergebnis harten körperlichen Trainings sein kann, zeigt das Beispiel von Topmodel Heidi Klum. Nach der Geburt ihres Sohnes brachte sie sich mit einem knallharten Training und der Hilfe ihres Personal Trainers David Kirsch in einem Turbo-Tempo wieder in Form.

Warum erwähne ich dieses Extrembeispiel? Ich korrigiere die weit verbreitete Ansicht, dass Topmodels so geboren sind und mit ihrem Aussehen nur Glück hatten. Ich möchte Ihnen Mut machen, nicht zu verzagen, wenn Sie wesentlich länger brauchen, um das optische

AUS DER PRAXIS

Mit Spaß an der Bewegung zum Erfolg

Die Schwimmerin Anne Poleska, die bei den Olympischen Spielen in Athen Bronze gewann, wurde nach ihrem Erfolg gefragt, was sie auf den letzten harten 50 Metern dachte.

„Um die letzten Meter zu überstehen, muss man den Schmerz umarmen." war ihre Antwort. Weitere Aussagen wie „Wenn es weh tut, geht es erst richtig los.", oder „Ausreden zu suchen, entspricht nicht meiner Mentalität." zeugen von einer unglaublichen Disziplin und Professionalität. Anne Poleska ist keine fanatische, gestörte „Leistungspersönlichkeit", sie strahlt vielmehr Zufriedenheit und mentale Stärke aus, die beeindruckt. Ihr nimmt man ab, dass sie den Preis ihrer Erfolge kennt, Spaß an der Bewegung hat, ihre Ziele liebt und in ihnen – zumindest zeitweise – Erfüllung findet.

Trotz ihrer professionellen Konzentration ist sie locker genug, um in Interviews einen sympathischen Eindruck zu erwecken. Sie ordnet den Stellenwert ihrer sportlichen Erfolge da ein, wo er hingehört: Sport und Leistung sind nicht alles im Leben, aber wichtige Eckpfeiler!

Niveau beispielsweise der Zeit vor Ihrer Schwangerschaft wiederzuerlangen. Und zuletzt liefere ich Ihnen Gegenargumente, wenn Ihr Mann Ihnen das Beispiel Heidi Klum vor Augen hält, nach dem Motto: „Wieso schafft Sie das und du nicht?" Sie können ihm dann entgegnen, dass Sie in Ermangelung eines Kindermädchens nicht so viel Zeit aufwenden und sich aus finanziellen Gründen keinen persönlichen Trainer leisten können. Das Extrembeispiel Heidi Klum zeigt, dass alles im Leben seinen Preis hat. Auch ein Topmodel bekommt nichts geschenkt.

Der erste Eindruck entscheidet

Sportler transportieren nicht nur positive Assoziationen in der oben genannten Art, sondern leben diese auch. Kennen Sie die Bedeutung der Körpersprache? Wissenschaftliche Ergebnisse belegen, dass mindestens 60 Prozent der Wirkung, die Sie auf andere oder andere auf Sie haben, aus der Körpersprache resultieren. Entscheidend ist der erste Eindruck, den man von einem Menschen bekommt.

Es weiß ja keiner, dass Sie so mürbe und unsympathisch wirken, weil Sie vor lauter Nackenschmerzen die halbe Nacht kein Auge zugetan haben. Aber Sie brauchen auch nichts zu sagen: Die anderen nehmen Ihre Schwingungen auf und wissen nur durch Ihre Körpersprache, wie Sie sich fühlen. Sie sind übermüdet, mit dunklen Rändern unter den Augen und ohne Energie wird der Tag zum Trauma.

Gut zu wissen

Symmetrie ist schön

Menschen lieben symmetrische Körper und Gesichter, was den meisten gar nicht so bewusst ist, denn das Schönheitsideal ist im Unterbewusstsein abgespeichert. Ungleichgewichte des Körperbaus entstehen unter anderem durch verspannte Muskeln. Verkürzte Muskeln haben, verglichen mit den unter normaler Spannung stehenden Muskeln, einen anderen Zug auf die Knochen, an denen sie ansetzen. Dies kann einseitige Beinverkürzungen, Beckenschiefstände und schiefe Schultern zur Folge haben.

Unter der fehlenden Symmetrie leidet nicht nur die Optik, sondern auch die Funktion der betroffenen Körperteile. Manche werden über Gebühr genutzt, andere zu wenig. Auch das Zuwenig kann ein Problem darstellen, wenn es zum Beispiel um die Versorgung mit Nährstoffen geht. Unterschiede im Kraftbereich können zu so genannten muskulären Dysbalancen führen. Beide Disharmonien lassen sich durch ein systematisches Dehn- und Kräftigungsprogramm einfach ausgleichen.

Haben Sie nun eine wichtige Präsentation oder einen Vorstellungstermin für einen interessanten Arbeitsplatz, wird es eng. So gut können Sie nicht schauspielern, dass dem anderen nicht auffiele, wie Sie sich gerade fühlen. Ein angespanntes Gesicht sorgt nicht für Sympathiebekundungen, es erregt entweder Mitleid oder wirkt schlicht negativ. Nach vorne gezogene und hängende Schultern signalisieren dem Gegenüber Schwäche bzw. geringe Belastbarkeit. Welchen Belastungen kann dieser Mensch standhalten, wenn er nicht einmal die eigenen Schultern gerade halten kann? Mit einer solchen Körperhaltung wirken Sie auf andere gleich kleiner und schmächtiger. Dabei handelt es sich bei dieser Optik oft nur um eine verkürzte Brust- und eine geschwächte obere Rückenmuskulatur. Früher war der nach vorn gebeugte Rücken ein beliebtes Mittel bei der Darstellung von bösen Hexen oder in Märchen für eine „bucklige Alte“. Mit den richtigen Übungen lassen sich solche Haltungsdefizite ausgleichen (s. S. 134–135).

Gene steuern die unbewusste Selektion Mit breiten Schultern verbindet man automatisch eine hohe körperliche Belastbarkeit und große mentale Kraft und Stärke. Menschen mit imposanten Schultern fallen nicht bei den kleinsten Problemen um, auf sie kann man sich verlassen. Verstehen Sie mich richtig: Von körperlichen Merkmalen auf den Charakter oder auf psychische Eigenschaften des Gegenübers zu schließen, ist falsch. Trotzdem geschieht das im Alltag häufiger, als es Ihnen vielleicht bewusst ist. Die auf den ersten Blick

Starke Schultern bauen auf: Kampf dem Rundrücken

Für die Stabilisatoren des Schulterblatts und der hinteren Schultermuskulatur

Fördert: Kraftausdauer und damit Leistungsfähigkeit der Muskeln, eine gute, aufrechte Körperhaltung.
Hilft besonders bei: Rundrücken, Schulter-Nacken-Problemen; Alltagsbelastungen wie Gardinenaufhängen, Fensterputzen; Kopfschmerzen; „Hängenlassen" der Schultern nach vorne und im übertragenen Sinn bei depressiven Stimmungslagen.
Auslöser für die Beschwerden: vererbte Probleme mit der Halswirbelsäule; eine zu hohe Belastung der Strukturen.

Harte, verspannte Muskeln vermindern die Leistungsfähigkeit der Muskulatur. Deshalb ist es im gesundheitsorientierten Training sinnvoll, die so genannte Kraftausdauer zu trainieren. Hierbei wird mit mittelschweren Gewichten oder Widerständen eine hohe Wiederholungszahl von 15 Wiederholungen und mehr angestrebt. Die Alltagsbelastungen erfordern eine Muskulatur, die eine relativ kleine Kraft über längere Zeit ausüben kann.

- Stellen Sie sich gerade, mit leicht gebeugten Knien, hin, und spannen Sie Ihre Bauch- und Pomuskulatur an.
- Heben Sie die Ellenbogen auf Höhe der Schultern. Ihre Unterarme lassen Sie mit dem Gewicht in der Hand im 90° Winkel hängen.
- Heben Sie die Hände in einer Drehbewegung im Ellenbogengelenk so weit an, dass die Unterarme senkrecht stehen.
- Der Winkel zwischen Oberarmen und Unterarmen sollte 90° bleiben.
- Beim Heben der Hände atmen Sie aus.

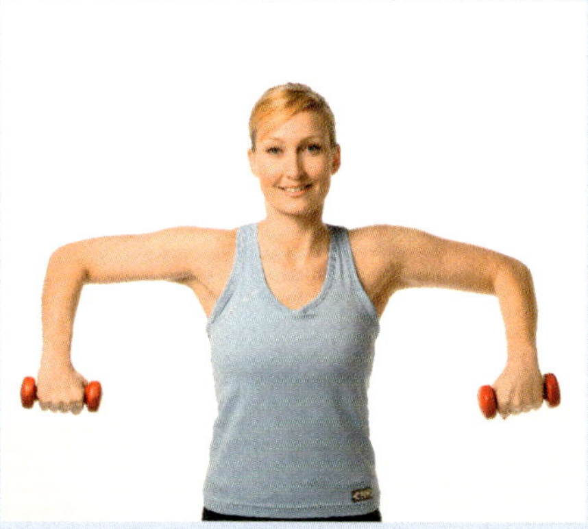

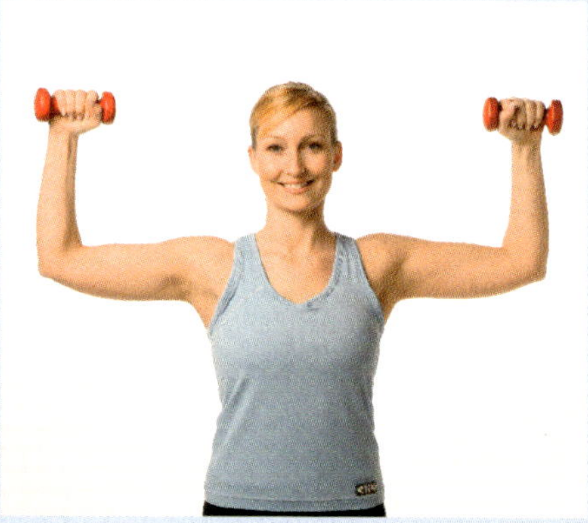

Tipp

Verwenden Sie kleine Gewichte von 250 g bis zu 1 kg. Legen Sie mehr Wert auf viele Wiederholungen .

Wiederholungen

Fangen Sie mit einem Gewicht an, das Ihnen 10 Wiederholungen pro Satz erlaubt.

Für die Muskulatur der Schulter und der Brustwirbelsäule:

Fördert: Kraftausdauer und damit Leistungsfähigkeit der Muskeln, eine gute, aufrechte Körperhaltung, stabilisiert die Brustwirbelsäule, sorgt für gute Gefühle.
Hilft besonders bei: Rückenproblemen, depressiven Stimmungslagen.
Auslöser für die Beschwerden: Schwache Muskeln führen zu Problemen mit dem Rücken und vermehrter, ungesunder Belastung der Wirbelsäule.

- Stellen Sie sich gerade, mit leicht gebeugten Knien, hin, und spannen Sie Ihre Bauch- und Pomuskulatur an.
- Halten Sie ein Thera-Band mit leicht gebeugten Ellenbogengelenken in Brusthöhe vor den Körper.
- Ziehen Sie das Band so weit auseinander, bis es die Brust berührt.
- Halten Sie die Handgelenke während der gesamten Bewegung gerade und die Ellenbogengelenke leicht angewinkelt.
- Achten Sie beim Rückführen der Arme in die Ausgangsposition darauf, dass Sie dagegenhalten, um ein zügiges Zurückschnellen des Bandes zu vermeiden.
- Der Abstand des Bandes von Hand zu Hand bestimmt den Widerstand und damit die Intensität der Übung.

Wiederholung

Nehmen Sie einen Widerstand, bei dem Sie 3-mal 10–12 Wiederholungen locker ausführen können, und wiederholen Sie die Übung 2–3-mal pro Woche.

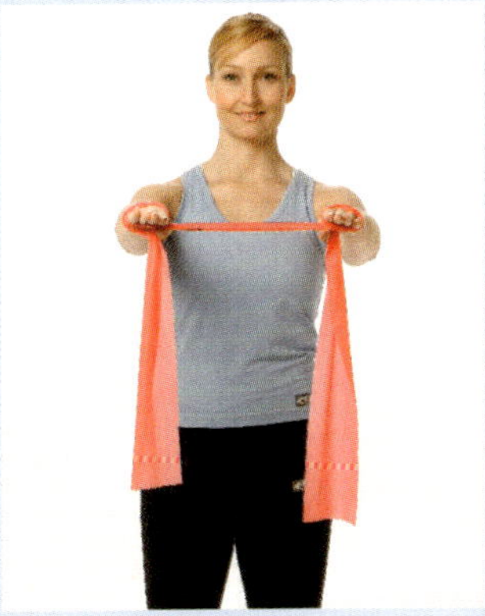

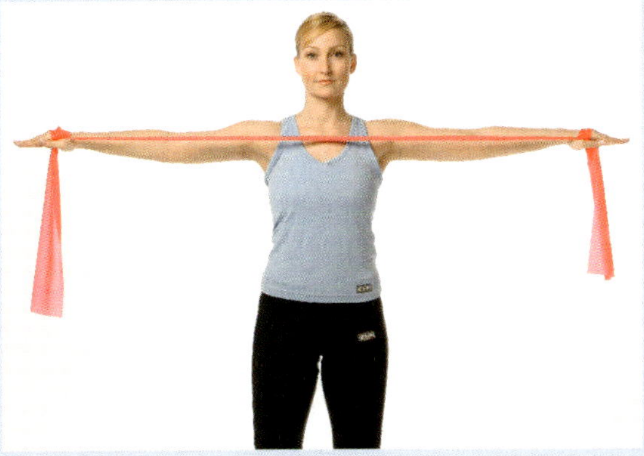

Info

Ideal der Stärke: Arnold Schwarzenegger

Arnold Schwarzenegger ist meiner Ansicht nach aufgrund seiner äußerst imposanten äußerlichen Statur zum Gouverneur von Kalifornien gewählt worden. Natürlich hatte er auch die finanziellen Möglichkeiten, den großen Bekanntheitsgrad und die richtigen Kontakte. Vor allem aber nimmt man einem Mann mit seinen Schultern und seinen Muskeln ab, dass er die Probleme des Bundesstaates mit starker Hand anpacken wird.

Uralte menschliche Instinkte spielen hier eine Rolle. In einem Stamm unserer Urahnen wäre er wohl auch zum Häuptling gewählt worden oder aber hätte sich selbst über den Kampf zum Chef „empfohlen“. Der Stärkste war also das Ideal der Leitfigur. Solchen Männern vertraute man gerne sein Schicksal an, denn physische Stärke sicherte das Überleben.

unsinnig erscheinenden Verbindungen sind bei näherer Betrachtung nicht ganz so abwegig. Unsere Vorfahren waren über Jahrtausende angewiesen auf eine hohe körperliche Leistungsfähigkeit, sie sicherte das Überleben der gesamten Gruppe oder des Clans. Im Zeitalter des Faustrechts hatte der Stärkere die besseren Argumente. Rhetorische Fähigkeiten waren (damals) nicht so wichtig. Weil wir uns genetisch von unseren

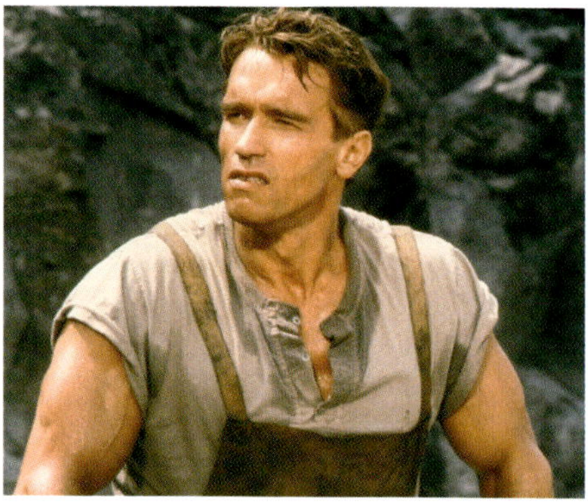

▲ Mit starken Muskeln eine beispielhafte Karriere gelebt.

Vorfahren kaum unterscheiden, bewerten wir körperliches Aussehen – unbewusst – nach ererbten Mustern. Menschen mit Bierbauch, krummem Rücken und humpelndem Gang können zweifelsohne einen tollen Charakter haben. Sie können treu, ehrlich, voller Nächstenliebe und Hilfsbereitschaft sein, kurzum: eine Bereicherung für die Gesellschaft darstellen. Trotzdem ist unser erster optischer Eindruck nicht positiv. Diese Menschen müssen gegen die unselige Verquickung optischer Merkmale und mentaler Eigenschaften erst einmal ankämpfen. Ihre gute Seele und Ihren tadellosen Charakter müssen Sie in mühevoller Kleinarbeit für andere erkennbar machen. Besser aussehende Menschen haben es da doch zumindest am Anfang erheblich leichter. Ihnen wird in der Regel Sympathie und Hilfe ohne jede Vorbedingung entgegengebracht.

Adieu, Probleme!

Sport ist ein ausgezeichnetes Mittel, Ihr Gehirn von alltäglichen Ärgernissen und Problemen zu befreien. Während langer Läufe oder Schwimmeinheiten kann Ihre Seele entspannen. Konzentrieren Sie sich auf die unterschiedlichen Temperaturen und Strömungen im Wasser. Und schon haben Sie die Probleme wenigstens für einige Momente vergessen. Das liegt an der Tatsache, dass sich Ihr Gehirn immer nur einem Gedanken widmen kann. Denken Sie nur an Konflikte, so stehen diese automatisch im Vordergrund; denken Sie an andere Dinge, wie das Surren Ihrer Reifen auf dem Asphalt oder das Rauschen der Bäume am Wegesrand, so ist der Gedanke an die Schwierigkeiten erst einmal abgeschaltet. Sie wären nicht der Erste, für den sich beim Sport eine andere Perspektive öffnet und dem die Lösung eines Problems plötzlich ganz einfach scheint. Schon allein das Gespräch mit einem Sportpartner kann Sie gelassener und weniger sorgenvoll in die Zukunft blicken lassen.

Ziele bewusst setzen

Setzen Sie sich Ziele, die Sie auch erreichen können. Machen Sie sich die andere Seite von Bewegung und Sport bewusst, erkennen Sie die Möglichkeiten für Ihre Psyche. Intelligent betriebener Sport führt immer zu einem Erfolg, und zwar zum mentalen. Laufen oder walken Sie in einer schönen Landschaft frühmorgens: völlige Ruhe, der Tau auf den Wiesen. Wer kann dabei nicht entspannen und Energie für den Tag tanken? Dass Sie „en passant" körperlich fitter werden und auch noch besser aussehen, nehmen Sie dankend in Kauf, es ist aber nicht Ihr Hauptziel. Ziele können sich im Laufe der Zeit verändern, doch gerade am Anfang oder Wiederanfang ist es wichtig, seine wie auch immer gearteten Ziele zu erreichen. Mentale Ziele sind in dieser Phase die dankbareren, denn der Weg zu ihnen ist weniger steinig.

Die Macht der kleinen Erfolge

Für die Motivation sind kleine Erfolge überlebensnotwendig. Denn bleibt die Motivation infolge zu hoch oder falsch gesetzter Ziele aus, lassen die Anstrengungen zwangsläufig nach. Natürlich ist

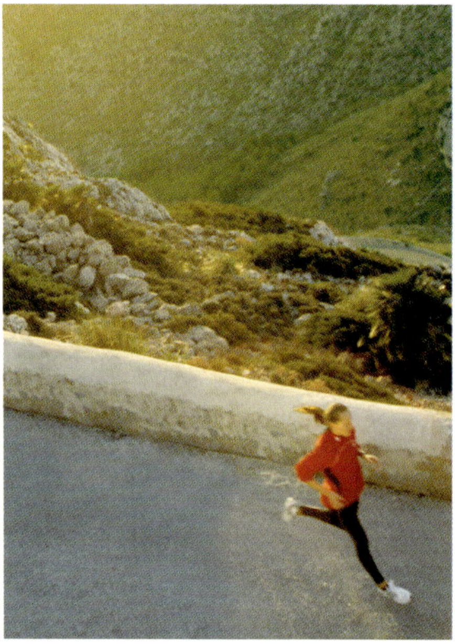

▲ Sammeln Sie Kraft beim Ausdauertraining.

Erfolg auch immer eine Frage des Aufwands und der Anstrengung. Ganz ohne Aufwand lassen sich nun einmal keine Ziele erreichen.

Um dem drohenden Teufelskreis aus Resignation und Abbruch zu entrinnen, ist also eine Politik der kleinen Schritte angesagt. Zu große Herausforderungen bestätigen Überzeugungen wie „Für mich bringt der Sport nichts", oder „Wahrscheinlich spielen mir meine Gene einen Streich". Angemessene Ziele hingegen rücken den Erfolg in Richtung: „Ich will was, ich kann was, und ich mache was!".

Ausdauersport – die Herausforderung für chronische Abbrecher

Haben Sie im Beruf schon einmal gedacht, dass Ihnen bei einigen Projekten und Aufgaben der Finisher-Biss abhanden gekommen ist? Damit meine ich das geistige Durchhaltevermögen, jene Energie und Selbstüberzeugung, die Ihnen das angenehme Gefühl verleiht, Probleme und Schwierigkeiten anpacken und erfolgreich lösen zu können. Wenn dem so ist, sollten Sie Ihr Gehirn davon überzeugen, dass Sie durchaus in der Lage sind, Aufgaben zu Ende zu bringen. Der Trick: Führen Sie langweilige Tätigkeiten aus, das hilft!

Bis jetzt war Ihnen Ausdauersport aufgrund seines eintönigen, öden Charakters verhasst? Wunderbar! Hier gilt es anzusetzen. Nehmen Sie sich eine Strecke vor, die für den Anfang nicht zu lang ist, Ihnen aber unendlich lang erscheint. Die Walk- oder Laufgeschwindigkeit ist völlig uninteressant, je niedriger die Intensität, umso besser für Ihr Herz-Kreislauf-System. Dieses Training ist reines Willenstraining. Sie schaffen das!

Teamfähigkeit stärken

Im Zeitalter auseinander brechender Familien und Liebesbeziehungen werden harmonische Kontakte zu anderen Menschen immer wichtiger. Mannschaftssportarten bieten hier eine gute Möglichkeit.

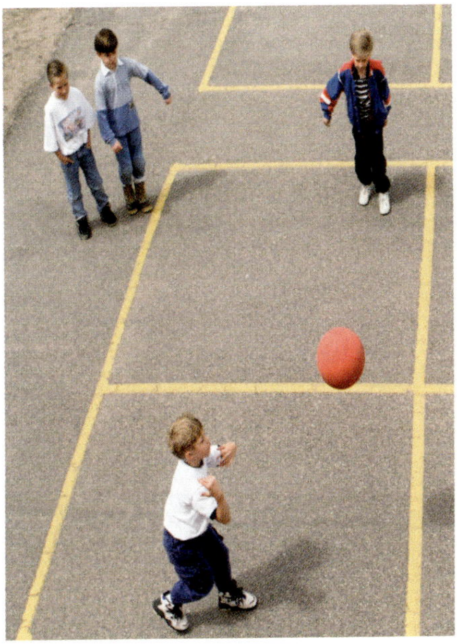

▲ Kindern erlernen in der Gruppe soziale Kompetenz.

Die Vor- und Nachteile von Mannschaftssportarten kennen zu lernen, ist vor allem für Kinder und Jugendliche eine enorme Bereicherung. Dabei werden soziale Fähigkeiten geschult, denn es verliert immer das gesamte Team, so wie man auch immer nur gemeinsam gewinnen kann. Einmal ist man womöglich verantwortlich für die Niederlage, ein anderes Mal dann aber der Held der siegreichen Mannschaft.

Jugendliche, die beide Seiten der Gemeinschaft erleben durften, retten diese Erkenntnisse auch ins spätere Berufsleben. Jeder muss zwar seine eigene Leistung abliefern, aber miteinander geht es wesentlich besser als gegeneinander.

Wer den schnellen Wechsel vom Sieger zum Verlierer schon in seiner Jugend erlebt und überstanden hat, wird später sehr zurückhaltend mit Mobbing und anderen Schikanen sein. Teamsportler kennen das Gefühl, bei Fehlern der anderen helfend zur Seite zu stehen, so wie sie bei eigenen Problemen auf die Hilfe der Mitstreiter bauen können.

Lernen Sie den Umgang mit Problemen

Sport und Bewegung bieten Ihnen die Möglichkeit, die gesamte Bandbreite allgemeiner Probleme zu erfahren und konstruktive Lösungen zu erarbeiten. Der Freizeitsport ist ein ideales Übungsfeld für die Problembewältigung, weil etwaige Konsequenzen nicht die gleiche Tragweite haben wie im familiären oder beruflichen Umfeld. Konflikte mit einem Mitspieler oder einem Teilnehmer aus Ihrer Walkinggruppe lassen sich viel

Mein Tipp

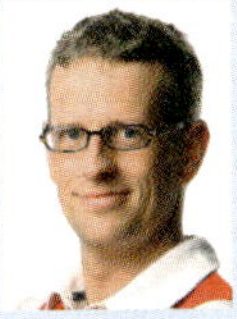

Sie können beim Sport gleichzeitig auch Ihr „Problemmanagement" trainieren. Die hier gemachten Erfahrungen lassen sich auch auf andere Lebensbereiche übertragen!

AUS DER PRAXIS

Problemmanagement für den Freizeitsportler

Eine gute Planung hilft Ihnen, Zeitprobleme in den Griff zu bekommen und sowohl psychische als auch physische Hindernisse zu umgehen. Klären Sie schon im Vorhinein die folgenden Fragen:

- Wie reagieren Ihr Körper und Ihre Psyche auf die Trainingsbelastungen?
- Wie verdauen Sie Niederlagen, Rückschläge und Verletzungen?
- Wie verhalten Sie sich, wenn sich die Bedingungen ändern, wenn es unverhofft extrem warm oder kalt wird oder zu regnen anfängt? Brechen Ihre Leistungsfähigkeit und Ihre Psyche zusammen, oder holen Sie das Beste aus den schlechten Bedingungen heraus?

Die Antworten auf diese Fragen helfen Ihnen, Ihr Training möglichst geschickt zu planen.

entspannter angehen als beispielsweise Konflikte mit dem Lebenspartner. Beim Sport können Sie vielleicht lernen, Ihrem Gegenüber erst einmal in Ruhe zuzuhören, bevor Sie reagieren oder womöglich überreagieren. Das wird Ihnen auch in anderen Konfliktsituationen von Nutzen sein.

Flexibel reagieren Vor allem Wettkampfsportler lernen, mit den unterschiedlichsten Herausforderungen fertig zu werden. Wie lassen sich Beruf, Familie, Freunde und Wettkämpfe unter einen Hut bringen? Es ist notwendig, eine Problemstrategie für das Zeitmanagement zu entwickeln. Ein sinnvolles und strukturiertes Training vorzubereiten, ist tatsächlich auch für Sie als Freizeitsportler oft ein Problem der Planung. Sie lernen, flexibel und situationsangepasst zu reagieren, ohne übertrieben nervös und hektisch zu werden. Solche Erfahrungen speichern Sie im Gehirn unter „erfolgreiches Problemmanagement“ ab und erinnern sich in vergleichbaren Situationen daran. Sie vertrauen auf Ihr „Training“ im Sport und stehen nicht völlig unerfahren und hilflos dar.

Auf sich selbst gestellt Verantwortung zu übernehmen, ist eine elementare und notwendige Tugend der Einzelsportler, die ohne Trainer auskommen müssen. Ihnen bleibt nichts weiter übrig, als für alle Misserfolge, genauso wie für die Erfolge, die alleinige Verantwortung zu übernehmen. Wer klettern geht und vergisst, regenfeste und warme Kleidung mitzunehmen, macht nur einmal diese schmerzliche Erfahrung und lernt daraus für sein Leben. Ebenso ergeht es dem Radfahrer ohne Ersatzschlauch, ohne Geld und Mobiltelefon. Im Falle einer Panne steht er hilflos da, wird aber auf die nächste Tour ganz bestimmt die entsprechende Ausrüstung mitnehmen.

„Innere Härte“

Sportler, die Erfolge erzielen möchten, lernen eine innere Härte oder auch Selbstdisziplin zu schätzen. Die Bereitschaft, unangenehme Tätigkeiten auszuführen und langweilige, aber wichtige Aufgaben mit Selbstdisziplin abzuarbeiten, ist für jeden Beruf von Nutzen. Wer jemals eine Sportart vom Anfängerstadium bis zu einem überdurchschnittlichen Niveau erlernt hat, weiß, dass sich Beharrlichkeit, Einsatz und Durchhaltevermögen auf Dauer auszahlen.

Im Laufe der Jahre haben Sie sich daran gewöhnt, auch dann zum Training zu gehen, wenn Sie absolut keine Lust dazu hatten oder anfängliche Misserfolge Sie demotiviert hatten. Die moralische Verpflichtung gegenüber Ihrem Trainer oder den Mitspielern ist Ansporn genug, sich schließlich doch aufzuraffen. Einem Laufpartner, der bereits im Wald auf Sie wartet, sagen Sie eben auch bei Regen nicht ab.

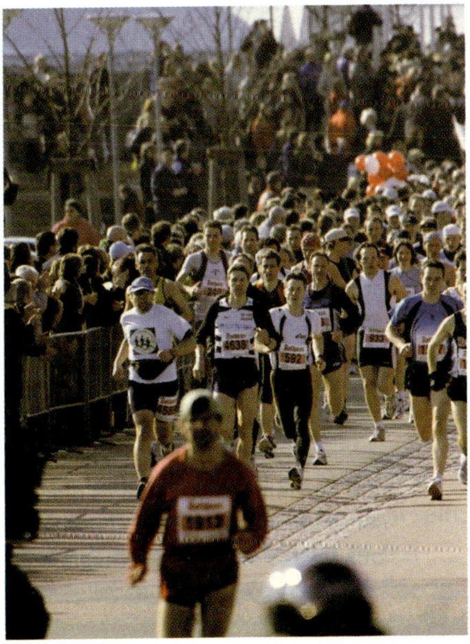

Tipp

Die Selbstdisziplin, die Sie sich im Sport antrainiert haben, wird Ihnen auch in Ihrem Berufs- und Familienleben sowie in Ihrer Freizeit weiterhelfen.

Ich würde niemals einen Marathonlauf absagen, nur weil ich an diesem speziellen Morgen nicht um 6 Uhr aufstehen möchte oder weil es zu einem plötzlichen Kälteeinbruch gekommen ist. Ein Jahr diszipliniertes Training, etliche viel zu früh verlassene Feste, lange sonntägliche Trainingsläufe um 8 Uhr morgens und 50 bis 60 Euro Startgeld sind genug Gründe dafür, „meinen Wettkampf“ diszipliniert durchzuziehen. Zudem werden alle Freunde und Bekannten nach meinem Resultat fragen, und da sie das eine oder andere Mal „Opfer“ meiner Trainingsaktivitäten waren, brächte ich es nicht übers Herz, sie zu enttäuschen. All diese Aspekte sind ganz unabhängig von Sieg und Niederlage oder Meistertitel und Bestzeiten.

◀ Werden Sie zum Finisher, und erleben Sie Ihre mentale Ausdauer.

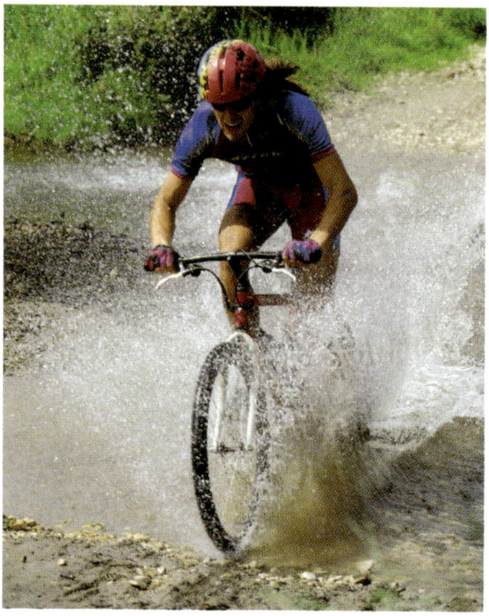

▲ Sportler lernen, unangenehme Situationen zu meistern.

Gegen alle Widerstände

Widerstände überwinden zu müssen, ist im Krafttraining die Regel. Auch Skilangläufer oder Radfahrer werden immer wieder mit Steigungen konfrontiert oder müssen ganze Berge erklimmen. Diese Auseinandersetzungen mit der Überwindung von Hürden in jeglicher Form sind alltägliche Probleme für Sportler. Egal wie hoch der Berg oder wie lang die Strecke ist und wie übermächtig die gegnerische Mannschaft erscheint, sie kennen solche Situationen und haben gelernt, sich mit ihnen zu arrangieren.

Die Anpassung geschieht fast von selbst

Da die Anforderungen nicht nur die psychische, sondern auch die körperliche Ebene betreffen, vollziehen sich die Anpassungen ebenfalls in beiden Bereichen.

Muskeln können schon mal brennen und schmerzen, ohne dass Ihr Körper und Ihre Seele Schaden nehmen. Das sollte natürlich kein Dauerzustand im Training sein, da sonst Überlastungen und Verletzungen die unausweichliche Folge wären. Sie sind sowohl physisch als auch psychisch in der Lage, über einen kontrollierten Zeitraum freiwillig Schmerzen auszuhalten. Mit dieser Erkenntnis erscheinen Berge niedriger, Strecken kürzer und überlegene, favorisierte Gegner bezwingbar.

Sie haben gelernt, vor schwierigen körperlichen und mentalen Aufgaben nicht zu kapitulieren und sich der Herausforderung – denn als solche fassen Sie die Situation auf – positiv gestimmt zu stellen.

Info

Im Gegensatz zu Motivationstrainern, die mit einstudierten Sprüchen motivieren möchten, müssen Sportler sich ihre Fähigkeiten nicht einreden. Sportler haben eigene Erfahrungswerte gesammelt, mit all ihren persönlichen Ansichten und Empfindungen. Für sie gibt es somit kein überzeugenderes Argument als die eigene Erfahrung.

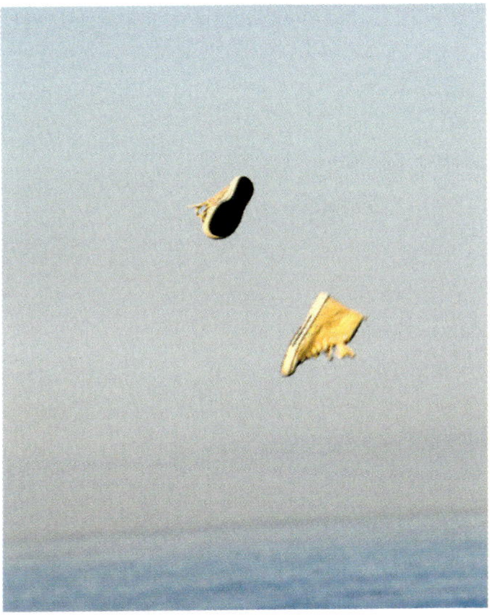

▲ Sport und körperliche Bewegung befreien Sie von allen Zwängen.

Erfahrung schafft Vertrauen Schwere Beine und Unlust am Anfang einer Trainingseinheit veranlassen den erfahrenen Sportler noch lange nicht zum Abbruch des Trainings. Er weiß aus Erfahrung, dass sich nach einer zehnminütigen Einlaufphase seine Beine wesentlich besser anfühlen werden und dass sich aus der anfänglichen Unlust noch ein genussvolles und wohltuendes Training entwickeln kann. Erfahrene Sportler sind zudem in der Lage, ihre Trainingsziele noch während der Einheit zu ändern. Der Vorsatz, ein schnelleres Tempotraining zu absolvieren, muss nach einem anstrengenden Arbeitstag zugunsten eines mentalen Schwerpunktes, also der geistigen Entspannung und Ablenkung, fallen gelassen werden. Viele Freizeitsportler haben nach katastrophalem Beginn einen Freizeit-Wettkampf doch noch gewonnen und sich brillant zu ihrem Sieg durchgekämpft.

Wenn es nicht läuft, wenn die Beine schwer sind und der Geist müde, ist es immer leichter, aufzugeben. Ein „Zurückkommen“ in einen Wettkampf oder das „Durchziehen“ eines Trainingslaufes gibt Ihnen jedoch Vertrauen in die Zukunft. Sie sagen sich: Was einmal geht, kann auch ein zweites Mal funktionieren. Die Erinnerung an sportliche „Auferstehungen“ gibt Ihnen den Mut und die Zuversicht, auch im beruflichen und familiären Umfeld schwierige Situationen zu meistern.

Bewegen Sie sich ins Glück

Wenn nach Aristoteles Glück die Folge einer Tätigkeit ist, so möchte ich ergänzen: Langeweile und Untätigkeit sind die Vorboten von schlechter Laune und Unzufriedenheit.

Sinnvolle Aktivitäten machen glücklich und zufrieden. Sport und körperliche Bewegung sind die beste Medizin gegen depressive Stimmungen. Menschen, die sich sportlich bewegen, bilden körpereigene Glückshormone, so genannte Endorphine. Vom Glücksmoment der Läufer, dem so genannten Runner's High, haben Sie sicher schon gehört.

Wichtig

Wenn sich Glück durch aktive sportliche Betätigung erreichen lässt, heißt das im Gegenzug, dass aus Untätigkeit und dem Rückzug aus dem sozialen Leben Unzufriedenheit entstehen kann.

Insgesamt führen neben den Glückshormonen auch andere positive Gefühle wie Gelassenheit und mentale Ausdauer sowie die Freude über eine ästhetische äußere Erscheinung zu einem glücklicheren Leben.

Glück ist eine individuelle Angelegenheit, jeder wird auf seine Art glücklich; doch für alle Menschen gilt: Ein gutes und glückliches Leben wird einem nicht von Gott geschenkt, sondern man muss etwas dafür tun. Nur die Unglücklichen glauben an die Zufälligkeit von Glück und Handeln.

Füllen Sie die Schatztruhe Ihrer guten Gefühle

Die Schatztruhe, von der ich hier spreche, ist ein Buch, in dem Sie alle positiven Gefühle, die Sie während und nach dem Sport erlebt haben, sofort nach dem Training vermerken sollen. Sofort deshalb, weil Ihre Emotionen dann unverfälscht sind. Schreiben Sie zusätzlich alle sportlichen Erfolge und die dazugehörigen Gefühle auf. Notieren Sie auch Komplimente, die Sie von anderen Menschen erhalten haben. Welchen Nutzen diese Aufzeichnungen für Sie haben, fragen Sie? Das Leben ist ein ständiges Auf und Ab. Mithilfe der Schatztruhe Ihrer guten Gefühle bauen Sie eine Kraft auf, die den Abwärtstrend aufhalten kann. Immer dann, wenn Ihre Motivation am Boden angelangt ist, wenn der innere Schweinehund unbesiegbar erscheint, immer dann lesen Sie in Ihrem „Buch der mentalen Erfolge".

Dieses „Buch der mentalen Erfolge" ist der Beweis dafür, dass Ihre Bemühungen in der Vergangenheit zu positiven Ergebnissen geführt haben. Das sollte Ansporn genug sein, auch jetzt weiterzumachen. Mit der Erinnerung an Ihre sportlichen Glanzstunden kommen die dazugehörigen Hochgefühle zurück. Weil Sie eine Beziehung zu diesen

Mein Tipp

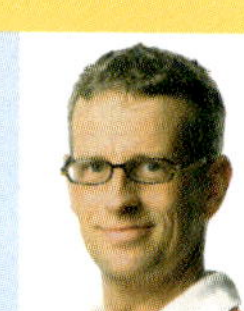

Als Trainer habe ich es schon oft erlebt, dass vergangene Erfolge zu schnell vergessen wurden. Hat man die Erfolge schwarz auf weiß notiert, mit eigener Handschrift, kann man sie in schlechten Zeiten weniger gut verleugnen.

Sport als psychologische Therapie

Der Stellenwert körperlicher Bewegung in der Therapie von Depressionen gewinnt mit jeder neuen positiven Studie an Bedeutung. In einigen Untersuchungen konnte nachgewiesen werden, dass vor allem der Ausdauersport bei leichten bis mittelschweren Depressionen eine antidepressive Wirkung entfaltet. Schwedische Wissenschaftler vertreten sogar die mutige Meinung, dass Bewegung die einzig wirklich erfolgreiche Therapie bei dieser Art von Depressionen sei.

Englische Sportmediziner konnten nachweisen, dass die Wirkung des Anstiegs der körpereigenen Beta-Endorphine nach einer Stunde intensiven Trainings vergleichbar ist mit dem schmerzstillenden Einfluss von zehn Milligramm Morphin. Bei Spannungs- und Angstzuständen wirken bestimmte niedrigere Hormonspiegel, die sich nach einem Ausdauertraining einstellen, dämpfend. Ein weiterer Grund für die therapeutische Wirkung von Sport bei depressiven Erkrankungen könnte darin liegen, dass Bewegung die Körpertemperatur ansteigen lässt, welche wiederum die Muskelspannung vermindert.

Setzt die Therapie von Depressionen auf körperliche Bewegung, sollte das Training unbedingt dem momentanen Leistungsstand angepasst werden. Ist die Intensität beim ersten Mal zu hoch, kann starker Muskelkater die unangenehme Folge sein. Und Schmerzen sind für die Motivation depressiver Menschen zur Bewegung sicherlich nicht förderlich.

Wissen

Eine amerikanische Studie konnte Bewegungsmangel als einen Risikofaktor für depressive Erkrankungen nachweisen.

Menschen mit zu wenig Bewegung erkranken nachweislich innerhalb von acht Jahren doppelt so häufig an Depressionen wie ihre sportlichen Mitbürger.

Außerdem setzen zu hohe Anfangsbelastungen den Depressiven für weitere Trainingseinheiten enorm unter Druck und berauben ihn unter Umständen eines Erfolgserlebnisses. Wer möchte schon im fortgeschrittenen Stadium weniger als die anfängliche Belastung leisten können? Das wäre ja ein Leistungsrückschritt, und dieser Umstand ist in den seltensten Fällen motivationsfördernd.

Welches körperliche Training eignet sich besonders in depressiven Phasen? Die meisten Untersuchungen haben, wie oben erwähnt, den Ausdauersport als Bewegungsmittel gewählt, doch neue Belege sprechen ebenso für eine positive Wirkung von moderatem Krafttraining.

Aufzeichnungen haben, sind sie wichtiger und erfolgreicher als das Lesen und Nachsprechen anonymer Motivationsphrasen. Sie brauchen keine Romane zu schreiben, Stichpunkte tun es auch.

Lenken Sie Ihre Aufmerksamkeit nach innen

Damit Sie überhaupt etwas aufzuschreiben haben, ist es wichtig, Ihre Selbstgespräche während des Trainings auf Ihre momentane Gefühlslage zu lenken. Selbstgespräche muss man sich nicht vornehmen, denn man unterhält sich ständig und überall mit sich selbst. Indem Sie Ihre Aufmerksamkeit auf Ihr emotionales Erleben richten, eröffnet sich Ihnen die zweite Seite von Sport und Bewegung: die emotionale, die gefühlte Seite. Zusätzlich lassen sich mit der Aufmerksamkeitslenkung nach innen eventuelle äußere Störgrößen wie unangenehme Menschen oder Regen usw. ausschalten. Motivieren Sie sich selbst mit Sätzen wie „Ich fühle mich stark, mein innerer Schweinehund hat heute nichts zu melden!" oder „Sport entspannt doch, das hätte ich nicht für möglich gehalten!" oder „Welch ein Wunder. Sport macht mir auf einmal Spaß!".

Das Motivationsmittel Trainingsplan

Wie schon erwähnt, versteht man unter dem Begriff Training das Üben nach einer festgelegten Systematik. Ohne Trainingsplan trainieren Sie im wahrsten Sinne des Wortes planlos. Jedem ist klar, dass man eine Wegbeschreibung braucht, um unbekannte Reiseziele mit möglichst geringem Zeit- und Kostenaufwand zu erreichen. Jeder, der mit wenig Aufwand in sportlicher oder gesundheitlicher Hinsicht viel erreichen möchte, muss unbedingt einen Trainingsplan aufstellen und nach jedem Training ausfüllen.

Wer jetzt vor einem möglichen Mehraufwand zurückschreckt, den muss ich enttäuschen. Sie wissen bestimmt, dass die *Ent*täuschung das Ende der Täuschung ist. In unserem Fall war die Täuschung der Glaube, dass das Protokollieren des Trainings mit einem Plan einen Mehraufwand bedeuten würde. Genau das Gegenteil ist jedoch der Fall: Sie sparen Zeit, weil Sie sich im Krafttraining an Ihre Gewichts- und Wiederholungszahlen schneller erinnern und

Tipp

Ein Trainingsplan macht aus Zufall System, Sie können sich also systematisch steigern, und Trainingserfolge stellen sich schneller ein.

AUS DER PRAXIS

Führen Sie einen emotionalen Trainingsplan

Tragen Sie in Ihren normalen Trainingsplan Ihre emotionalen Eindrücke während des Trainings und vor allem danach ein. Am Anfang können die Eindrücke im Training nicht nur positiv ausfallen. Sie müssen sich überwinden, empfinden vielleicht Angst und Scham. Später werden diese negativen Gefühle von den guten verdrängt werden. Aber selbst wenn in den ersten zwei bis drei Wochen negative Emotionen im Training entstehen, wird die Nachbetrachtung in jedem Fall mit Stolz und dem Gefühl der besseren Beherrschung der Ängste verbunden sein. So entsteht in der Summe wieder ein gutes Gefühl. Die positive Rückschau hinterlässt im Gehirn ein „Happy End", welches für das nächste Training motiviert.

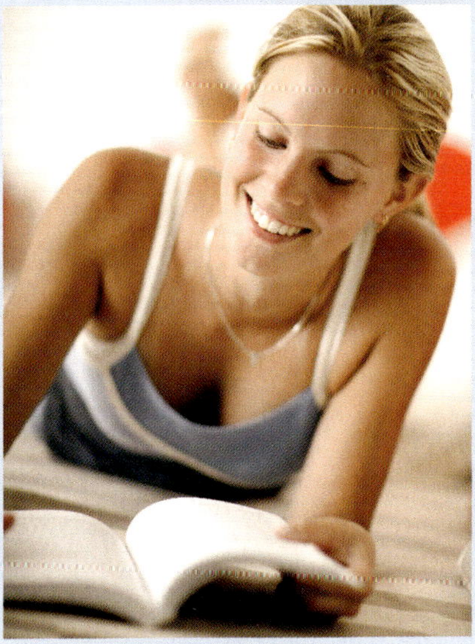

Steuern Sie Ihre Gefühle

Emotionale Zusätze wie „Ich bin total entspannt", „Ich fühle neue Power in mir!", „Das Leben hat auch schöne Seiten!" usw. dienen der Reflexion und Kontrolle des Trainings.

Wer sich nach dem Training total ausgelaugt und ausgebrannt fühlt, trainiert entweder viel zu intensiv oder betreibt eine für ihn falsche Sportart. Wenn Sie Sport als entspannenden Ausgleich betreiben wollen, wählen Sie keine Sportart, die eine enorme geistige Konzentration erfordert!

Kommen beim Sport negative Gefühle wie Angst und Unsicherheit auf, artikulieren Sie Ihren Ärger. Machen Sie sich bewusst, was Sie stört, denn nur dann können Sie auch entsprechende Gegenmaßnahmen ergreifen. Und handeln Sie sofort, denn Probleme und Schwierigkeiten sind nur in ihren Anfängen relativ leicht zu lösen. Später hingegen entwickeln sie eine Eigendynamik mit unglaublicher negativer Energie und Nachhaltigkeit.

Tipp: Wenn negative Gefühle beispielsweise durch die Anwesenheit bestimmter Personen ausgelöst werden, trainieren Sie einfach zu einer anderen Tageszeit, oder lenken Sie Ihre Aufmerksamkeit auf andere Dinge, wie etwa das Trainingsgelände oder die Ihnen sympathischen Sportler (s. S. 87–93).

Den Schulter-Nacken-Bereich stärken und mobilisieren

Alternative Kräftigungsübung für die Schulterblatt-Stabilisatoren und die hintere Schultermuskulatur

Fördert: Kraftausdauer und Leistungsfähigkeit der hinteren Schultermuskulatur, eine aufrechte Körperhaltung, schont die Halswirbelsäule und stabilisiert die Schultergelenke.
Hilft besonders bei: Rundrücken, Schulter-Nacken-Problemen und diversen Alltagsbelastungen (vgl. S. 134).
Auslöser für die Beschwerden: vererbte Probleme mit der Halswirbelsäule, harte verspannte Muskeln, eine zu hohe Belastung der Muskulatur.

- Stellen Sie sich gerade, mit leicht gebeugten Knien, hin, und spannen Sie Ihre Bauch- und Pomuskulatur an.
- Wickeln Sie das Thera-Band mehrfach so um die Hände, dass es sich von selbst bei der Bewegung zuzieht. Damit haben Sie die Möglichkeit, die Hände geöffnet zu halten.
- Ihre Oberarme liegen eng seitlich am Oberkörper an, und die Handinnenflächen zeigen nach oben.
- Der Winkel zwischen Ober- und Unterarmen sollte ca. 90° betragen. Ziehen Sie das Band langsam und gleichmäßig nach außen.
- Die Oberarme halten während der gesamten Bewegung Kontakt zum Oberkörper.

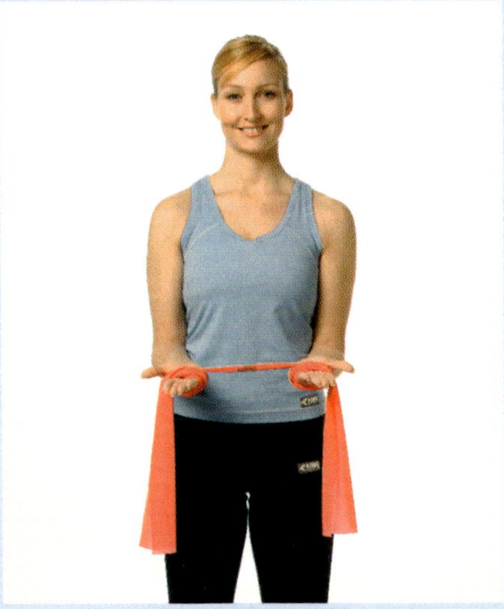

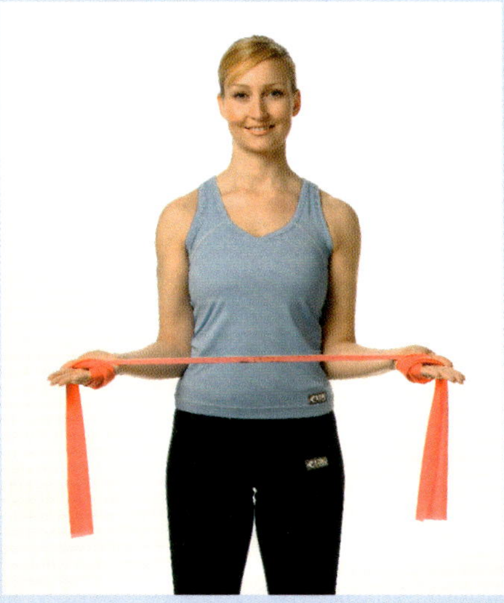

Wiederholung
Nehmen Sie einen Widerstand, bei dem Sie 3-mal 10–12 Wiederholungen locker ausführen können. Der Widerstand ist abhängig von der Länge des Bandes zwischen Ihren Händen.

Bei allen Kraftübungen sollten Sie während der Belastung, also während der Anstrengung, ausatmen.
Die Übung kann auch im Sitzen ausgeführt werden, achten Sie dabei auf mit einen geraden Rücken.

Beweglichkeitsübung für die Muskulatur zwischen Schulterblatt und Nacken

Fördert: Entspannung der Muskeln zwischen den Schulterblättern, die Belastbarkeit der Muskeln, eine aufrechte Körperhaltung, schont die Halswirbelsäule.
Hilft besonders bei: Schulter-Nacken-Problemen, Kopfschmerzen, Rückenschmerzen.
Auslöser der Beschwerden: vererbte Probleme mit der Halswirbelsäule, harte, verspannte Muskeln, eine zu hohe Belastung der Muskulatur.

- Halten Sie einen Arm im Winkel von ca. 45° vor Ihrem Körper.
- Drehen Sie den Kopf seitlich.
- Nehmen Sie eine Hand zentral an den Hinterkopf, und drücken Sie den Kopf sanft in Richtung Boden.
- Ihre Muskeln sollten vom Schulterblatt bis seitlich in den Nacken leicht ziehen.
- Wenn Sie ein solches Ziehen spüren, halten Sie die Dehnung für ca. 20 Sekunden.
- Wechseln Sie die Seite, und machen Sie die Übung 2–3-mal.

Tipp
Wenn es an der beschriebenen Stelle nicht zieht, verändern Sie die Position. Bei dieser Übung drehen Sie den Kopf mehr oder weniger zur Seite. Vielleicht drücken Sie auch zu sanft nach unten? Schmerzen sollten während der Dehnübungen aber in keinem Fall entstehen, dann ist die Dehnung zu intensiv.

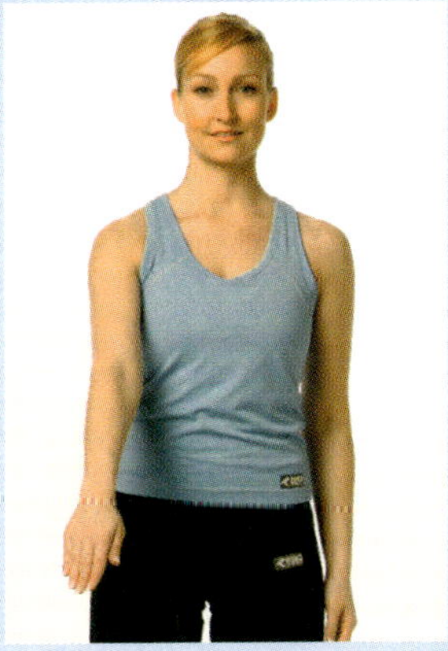

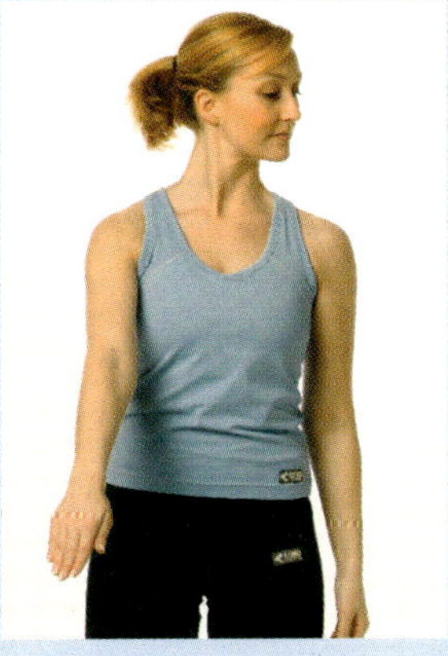

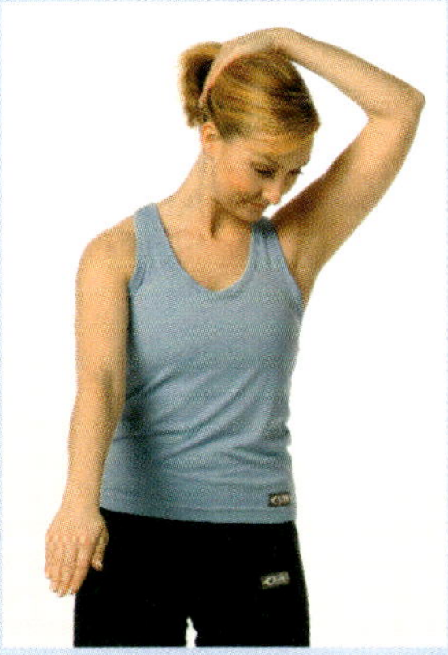

weil Sie im Ausdauertraining besser erkennen, welche Herzfrequenz für Sie besonders gut ist. Darüber hinaus motiviert Sie ein Trainingsplan, denn er führt Ihnen die verbesserten Werte Ihres Trainings vor Augen. Fazit: Je weniger Zeit für das Training zur Verfügung steht, umso wichtiger ist ein Plan.

Bei Langeweile die Sportart wechseln

Irgendwann kennen Sie sich in Ihrer Sportart (zum Beispiel im Laufen oder Tischtennis) sehr gut aus. Nichts kann Sie mehr überraschen, und es wird Ihnen langweilig. Da sich Menschen sehr schnell an Reize gewöhnen, ist es nur allzu verständlich, dass sich Körper und Psyche früher oder später nach Abwechslung sehnen. Ein Wechsel von der Ausdauersportart Laufen zur Ausdauersportart Radfahren könnte Ihrer Motivation zuträglich sein, doch die allgemeinen psychischen Belastungen der Sportarten ähneln sich sehr. Bei beiden herrscht die gleichförmige Belastung vor, gefragt ist die mentale Kraft der Geduld. Vielleicht sehnen Sie sich ja nach etwas ganz anderem?

Wer langsam die Lust an seinem Sport verliert, sollte mal eine ganz andere Sportart ausprobieren. Der Läufer wird im Krafttraining oder im Tennis völlig neue mentale Anforderungen und Auswirkungen erleben und sie vielleicht schätzen lernen. Noch hektischer, aber nicht weniger interessant ist beispielsweise der Powersport Badminton. Hier spielen taktische Aspekte eine große Rolle, ein ganz wesentlicher Unterschied zum Ausdauersport. In jeder Sekunde muss der Spieler zwischen vielen Entscheidungsmöglichkeiten abwägen und ständig den Gegner beobachten. Diese neuen Herausforderungen lassen Sie die Langeweile sicher vergessen.

Tipp

Falls Sie Ihrer geliebten Sportart nicht den Rücken kehren möchten, sollten Sie Highlights einbauen. Planen Sie mit Ihrer Radgruppe eine Alpenüberquerung mit dem Mountainbike, oder melden Sie sich für einen Marathonlauf an. Betreiben Sie Ihre Sportart in einer schönen Umgebung oder in fremden Ländern. Setzen Sie neue Akzente, und motivieren Sie sich durch neue, große Ziele.

Wettkampf – nein danke? Als Sie mit Ihrer Sportart begonnen haben, lag Ihnen nichts ferner, als an Wettkämpfen teilzunehmen. Die Leistungsanforderungen im Beruf genügen Ihnen voll und ganz. Einen Wettkampf kann man allerdings auch ohne Leistungsaspekt betreiben. Erleben und genießen Sie die einmalige Stimmung und das besondere Flair von sportlichen Wettkämpfen!

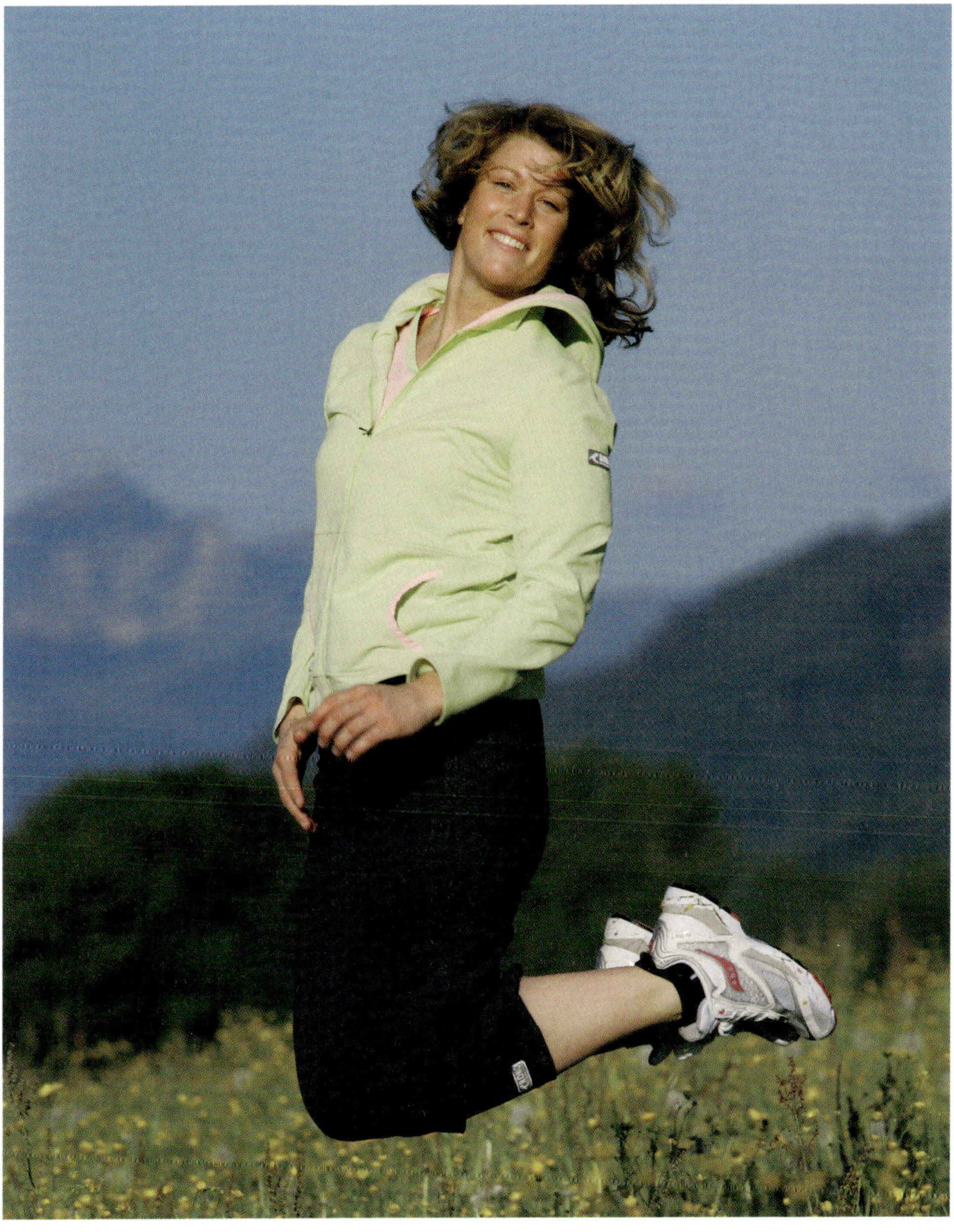

Literaturverzeichnis

Bauer, Joachim: Das Gedächtnis des Körpers, Piper Verlag, München 2005

Bauer, Joachim: Warum ich fühle, was du fühlst, Hoffmann und Campe Verlag, Hamburg 2005

Benkert, Otto: StressDepression, Verlag C.H. Beck, München 2005

Branden, Nathaniel: Die 6 Säulen des Selbstwertgefühls, Piper Verlag, München 2003

Brockert, Siegfried: Der einfache Weg ins Glück, Goldmann Verlag, München 2004

Damasio, Antonio R.: Der Spinoza-Effekt, List Verlag, München 2003

Eberspächer, Hans: Gut sein, wenn's drauf ankommt, Hanser Verlag, München 2004

Edelmann, M. Gerald, Tononi, Giulio: Gehirn und Geist, dtv Verlag, München 2004

Ernst, Heiko: Das gute Leben, Ullstein Verlag, München 2003

Feil, Wolfgang, Oberem, Sonja, Reichenauer-Feil, Andrea: Ernährungs-Coach, Karl F. Haug Verlag, Stuttgart 2005

Feil, Wolfgang, Wessinghage, Thomas, Reichenauer-Feil, Andrea: Body-Coach, Karl F. Haug Verlag, Stuttgart 2006

Gladwell, Malcom: Blink!, Campus Verlag, Frankfurt/Main 2005

Klein, Stefan: Die Glücksformel, Rowohlt Verlag, Hamburg 2002

Kutzner, Michael: Die Fitness-Formel, Kaufhold Verlag, Baden-Baden 2002

Kutzner, Michael: Die Motivationsformel, Kaufhold Verlag, Baden-Baden 2004

Kieferle, Roy, Kutzner, Michael: Das Fitnessduo, Kaufhold Verlag, Baden-Baden 2005

Lelord, François, André, Christophe: Die Macht der Emotionen, Piper Verlag, München 2005

Rückert, Hans-Werner: Schluss mit dem ewigen Aufschieben, Piper Verlag, München 2005

Schwartz, Barry: Anleitung zur Unzufriedenheit, Econ Verlag, Berlin 2004

Seligmann, Martin E.P.: Der Glücks-Faktor, Ehrenwirth Verlag, Bergisch Gladbach 2003

Servan-Schreiber, David: Die neue Medizin der Emotionen, Verlag Antje Kunstmann, München 2004

Spitzer, Manfred: Lernen, Spektrum Akademischer Verlag, Heidelberg 2002

Spitzer, Manfred: Nervensachen, Schattauer Verlag, Stuttgart 2003

Spitzer, Manfred: Selbstbestimmen, Spektrum Akademischer Verlag, Heidelberg 2004

Steffny, Herbert: Das große Buch vom Laufen, Südwest Verlag, München 2004

Tempelhof, Siegbert: Osteopathie, Gräfe und Unzer Verlag, München 2001

Zehentbauer, Josef: Körpereigene Drogen, Artemis und Winkler Verlag, Düsseldorf/Zürich 2000

Register

Impressum

Bibliografische Information Der Deutschen Bibliothek
Die Deutsche Bibliothek verzeichnet diese Publikation in der Deutschen Nationalbibliografie; detaillierte bibliografische Daten sind im Internet über http://dnb.ddb.de abrufbar.

Programmplanung: Dr. Elvira Weißmann-Orzlowski
Redaktion: Christiane Blass, Christina Stock, Köln
Bildredaktion: Christoph Frick

Umschlaggestaltung und Layout: CYCLUS · Visuelle Kommunikation

Bildnachweis
Umschlagfoto vorn/hinten: POLAR Deutschland
Fotos im Innenteil: AKG, Berlin: S. 136; doc-stock: S. 15; POLAR Deutschland: S. 3, 11, 33, 38, 58, 59, 60, 68, 69, 79, 81, 84 86, 92, 114, 138; RONO Innovations: S. 65, 73, 102, 125, 151; Alle anderen Bilder: Archiv der Thieme Verlagsgruppe.

Medizinverlage Stuttgart GmbH & Co. KG
Oswald-Hesse-Straße 50 · 70469 Stuttgart
Printed in Germany

Satz: CYCLUS · Media Produktion
Druck: Westermann Druck Zwickau GmbH

Gedruckt auf chlorfrei gebleichtem Papier

ISBN 3-8304-2214-8
ISBN 978-3-8304-2214-3

1 2 3 4 5 6

UNSER LESER-SERVICE FÜR SIE

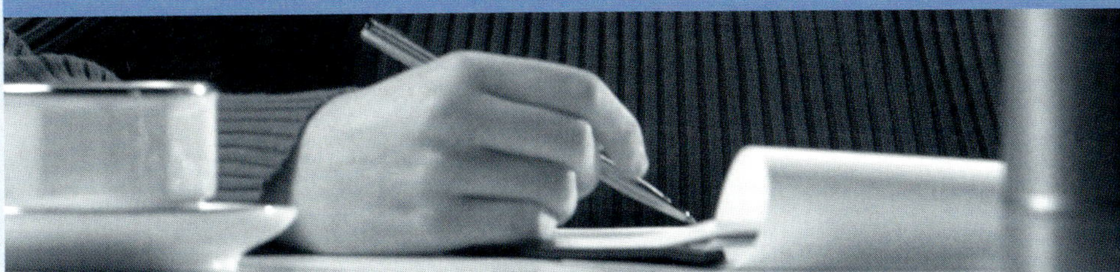

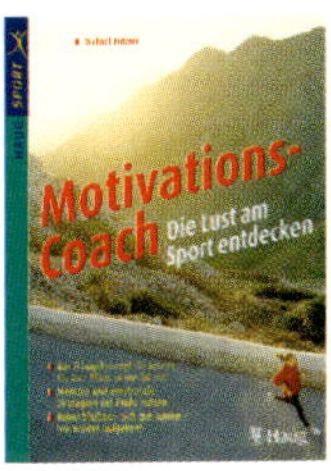

Liebe Leserin, lieber Leser,

wir freuen uns, dass wir Ihnen mit diesem Buch weiterhelfen konnten. Fragen zum Inhalt dieses Buches leiten wir gern an die Autorin oder den Autor weiter.

Auch Anregungen und Fragen zu unserem Programm wie auch Ihre Kritik sind uns herzlich willkommen!

Denn: Ihre Meinung zählt.
Deshalb zögern Sie nicht – schreiben Sie uns!

Ihre
Elvira Weißmann-Orzlowski

- Adresse: Lektorat Haug Verlag
  Postfach 30 05 04
  70445 Stuttgart
- E-Mail Leserservice: heike.bacher@medizinverlage.de
- Fax: 0711-8931-748

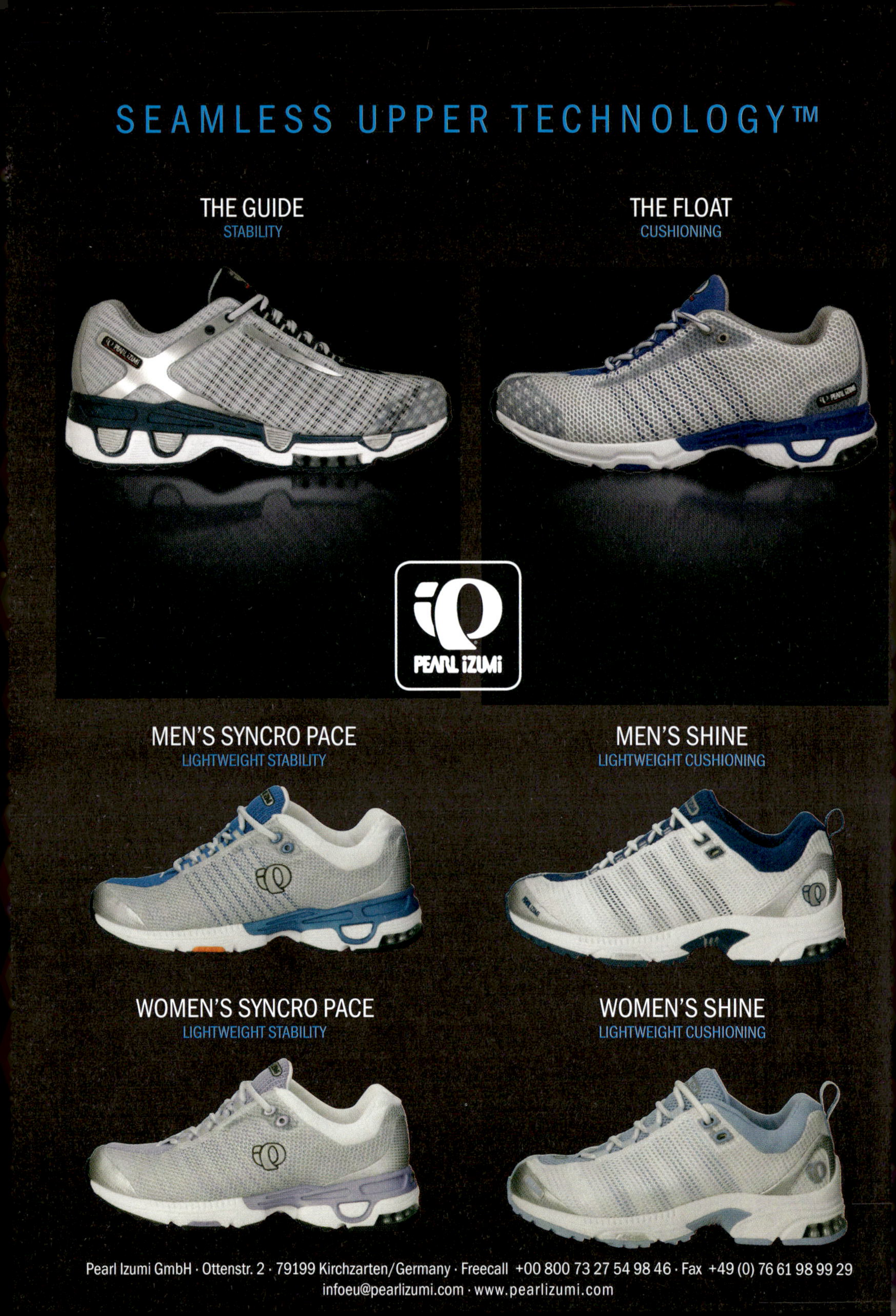
SEAMLESS UPPER TECHNOLOGY™
THE GUIDE
STABILITY
THE FLOAT
CUSHIONING
PEARL iZUMi
MEN'S SYNCRO PACE
LIGHTWEIGHT STABILITY
MEN'S SHINE
LIGHTWEIGHT CUSHIONING
WOMEN'S SYNCRO PACE
LIGHTWEIGHT STABILITY
WOMEN'S SHINE
LIGHTWEIGHT CUSHIONING
Pearl Izumi GmbH · Ottenstr. 2 · 79199 Kirchzarten/Germany · Freecall +00 800 73 27 54 98 46 · Fax +49 (0) 76 61 98 99 29
infoeu@pearlizumi.com · www.pearlizumi.com